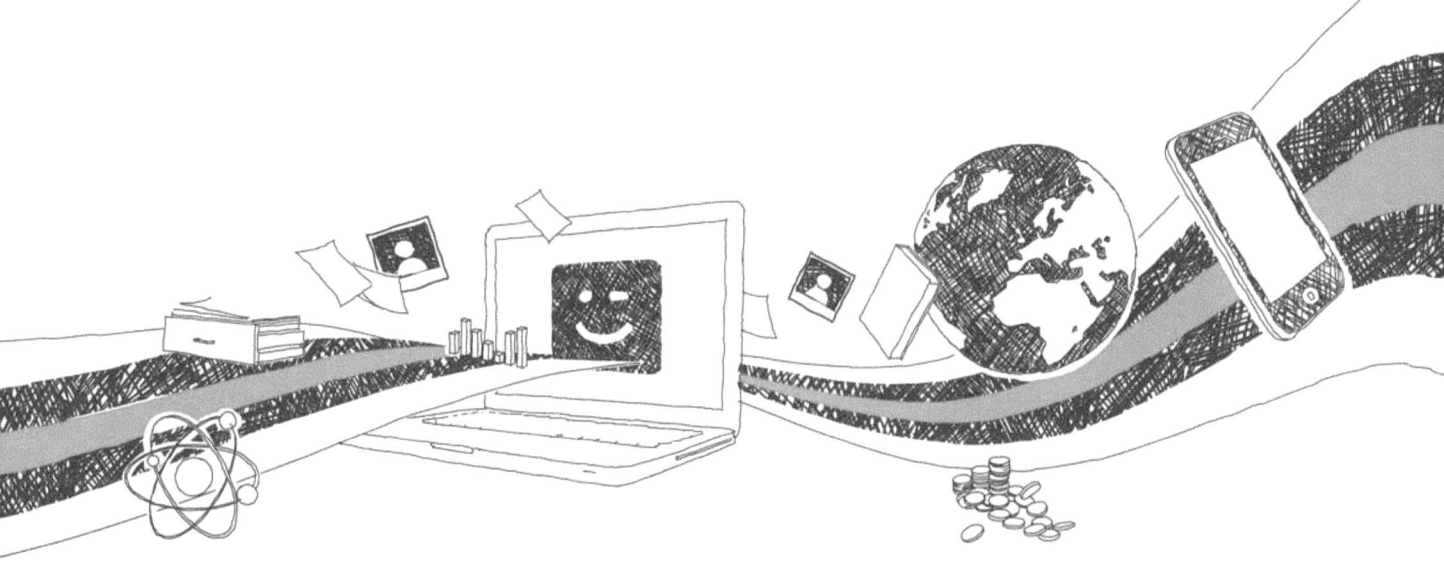
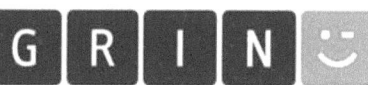

Bibliografische Information der Deutschen Nationalbibliothek:

Die Deutsche Bibliothek verzeichnet diese Publikation in der Deutschen National-
bibliografie; detaillierte bibliografische Daten sind im Internet über http://dnb.d-
nb.de/ abrufbar.

Impressum:

Copyright © 2008 GRIN Verlag, Open Publishing GmbH
Druck und Bindung: Books on Demand GmbH, Norderstedt Germany
ISBN: 978-3-668-11037-3

Dieses Buch bei GRIN:

http://www.grin.com/de/e-book/120677/die-psycho-physiologie-der-fuenf-elemente-
im-vajrayana-als-grundlage-der

Lukas Gallei

Die Psycho-Physiologie der fünf Elemente im Vajrayana als Grundlage der Tibetischen Medizin

Einführung in die Sichtweise der Inneren Tantras

GRIN Verlag

Die Psycho-Physiologie der fünf Elemente im Vajrayana als Grundlage der Tibetischen Medizin

Einführung in die Sichtweise der Inneren Tantras

von Lukas Gallei

Inhalt

Die Tibetische Medizin ist in ihrer heute überlieferten Form um das Jahr 750 n. Chr. in ihren Grundlagen definiert worden. Sie ist aufs Engste mit der Ausbreitung des Buddhismus in den Himalaja-Ländern verbunden. Grundgedanken über Psycho-Physiologie und Pathologie der Tibetischen Medizin leiten sich unmittelbar aus den Belehrungen der Inneren Buddhistischen Tantras ab.

Die Tibetische Medizin ist in erster Linie eine prophylaktische bzw. salutogenetische Methode. In den Vier Medizin–Tantras – dem zentralen Grundlagenwerk der Tibetischen Medizin [14] – wird der Erkenntnis über primäre Krankheitsursachen, sowie die Psycho-Physiologie der fünf Elementarkräfte breiter Raum gewidmet. Die vorrangigste Interventionsart besteht in spiritueller und sozialer, diätologischer und Lebensstil- Beratung.

Erst danach – also bei manifesteren Krankheits-Erscheinungen - kommen die (auch in der Zwischenzeit im Westen gut bekannten) - komplexen Kräutermittel und mineralischen Komplexmittel zum Einsatz und danach erst Methoden der Akupunktur, des Aderlasses und kleinere Eingriffe.

Über die erwähnten Kräutermittel und verschiedenen Diagnosemaßnahmen (Pulsdiagnose, etc.) gibt es eine relativ umfangreiche Literatur. Wenig bis gar nicht sind jedoch die Grundüberlegungen zu den fünf Elementarkräften und die psycho-physiologischen bzw. pathologischen Grundkonzepte bekannt.

Ich habe das große Glück, seit 15 Jahren bei meinen Lamas der Ngak'phang Tradition der Alten Tibetischen Überlieferung (Nyingmapa) zu studieren. Im Jahre 2000 wurde ich als Ngakpa im Tantrischen Buddhismus ordiniert.

Aus meiner Erfahrung als leitender Facharzt für Physikalische Medizin und Rehabilitation in den eigenen Einrichtungen eines österreichischen Sozialversicherungsträgers kann ich sagen, dass die Grundgedanken der

Tibetischen Medizin – vor allem aus der Sicht der Inneren Tantras – reibungs- und anstandslos in das medizinische Handling einer großen Abteilung integrierbar sind, die pro Jahr 18.000 Patienten behandelt.

Ich möchte mich an dieser Stelle bei meiner Sang-yum Naljorma Dzü'drül Pamo für ihre Unterstützung und Kritik bei dieser Arbeit bedanken. Mein ganz besonderer Dank gilt allerdings in erster Linie unseren zwei Wurzel – Lamas Ngak'chang Rinpoche und Khandro Déchen. Sollten die folgenden Seiten für irgendjemanden von Nutzen sein, so ist das allein den Belehrungen und der Freundlichkeit unserer Lamas zu verdanken; sämtliche Fehler und Unzulänglichkeiten ergaben sich ausschließlich aus meinem beschränkten Verständnis.

Ngakpa Trögyal Traktung Wangdrak Dorje   (Prim. Dr. Lukas Gallei)

Versuch einer möglichst knappen Darstellung grundlegender Begriffe und Namen

Tantra

Die Tibetische Medizin ist untrennbar mit der Tantrischen Tradition des Vajrayana (tib.: rdorje thegpa; ,Diamantfahrzeug') verbunden.
Vajrayana, oft generalisierend ,Tibetischer Buddhismus' genannt, ist die Bezeichnung für den, in der zweiten Hälfte des ersten nachchristlichen Jahrtausends in den Ländern des Himalaja – unter indischem Einfluss - entstandenen Tantrischen Buddhismus.

Das Sanskrit Wort Tantra (tib.: gyüd) bedeutet soviel wie ,Faden, Verbindung, Verflochtensein, etc.' wird aber auch – in einem anderen Kontext - als Belehrung, wissenschaftliches System oder wissenschaftliche Disziplin (z. B. die vier Medizin – Tantras) verwendet.

Herbert V. Guenther schreibt in seinem Essay „Das Einzigartige als Unendlichkeit und Intensität" (in [12]):

> *Literarische Werke, die den Namen ‚Tantra' tragen, gehen mehr von der reichen Welt des persönlichen Erlebens aus, als von Spekulation. ‚Tantra' bedeutet wörtliche ‚ausbreiten', in diesem Zusammenhang ‚ein holistisches Weben des Lebens' und darüber hinaus ein Werk, das dieses Thema behandelt. Tantra kann daher Zugang bieten zu unserer Innenwelt, die auf dem Sein gegründet ist, das seit dem anfanglosem Anfang immer schon da ist. Eine hervorragende Persönlichkeit innerhalb dieser Literaturgattung ist Padmasambhava; seine Werke sowie Werke seiner Schüler und zeitgenössischer Denker zeigen in meisterhafter dramatischer Weise, wie menschliche Missverständnisse, hervorgerufen durch eine materiell – konkretisierende Einstellung und engherzigem Egoismus, zuerst ‚dekonstruiert' werden müssen, bevor ein echtes Verständnis den Menschen mit Hilfe von eindrucksvollen Bildern von Äußerlich - Physischen zum Innerlich – Psychischen bis hin zur Schöpferisch – Geheimen Welt führen kann.*

Eine weitere Verwendung des Ausdrucks „Tantra" findet sich in der näheren Beschreibung und Einteilung der verschiedenen Buddhistischen Richtungen. Aus der Perspektive der alten tibetischen Überlieferungstradition (Nyingma) spricht man von neun Tantras. Wobei die ersten drei Tantras (hier wird manchmal synonym der Ausdruck „Fahrzeuge" verwendet) weitgehend dem Sutra / Hinayana und Mahayana entsprechen (siehe p.6); die drei, in dieser Aufzählung folgenden äußeren Tantras legen ihr Hauptgewicht auf rituelle Praktiken und Reinigungsrituale; der Weg der drei inneren Tantras (Mahayoga, Anuyoga und Atiyoga) stützt sich auf die unmittelbare Praxis mit Hilfe feinstofflicher, psycho-physiologischer Energien - aber gleichzeitig auch auf eine zunehmend reibungslose, spontane, und natürliche Integration von Spiritualität und alltäglichem Leben.

Will man die Entstehungsgeschichte der Tibetischen Medizin historisch festmachen, so sieht man sich umgehend mit einer multiformen Matrix konfrontiert (siehe p.9). Die tibetische Geschichtsschreibung legte seit jeher wenig Wert auf historisch exakte Daten, wie sie unserem europäischen Geschichtsverständnis entgegen käme. Viel mehr beziehen sich die klassischen Historiker des Himalaja – Raumes auf Ereignisse, Personen und Orte, welche im Bewusstsein der Zuhörerschaft weit über bloße Daten, Zeitpunkte und Lokalisationen hinausgehen – am ehesten also einer kollektiven archetypisch spirituellen Herangehensweise entsprechen.

Die Tradition der Himalaja – Länder – vorwiegend Tibet und Bhutan – bezieht sich fast ausschließlich auf den Vajrayana – Buddhismus.
Das klassische Geschichtsverständnis der ersten Buddhistischen Ausbreitung nach Tibet ist mit dem Erscheinen von Padmasambhava (oder Guru Rinpoche), einem verwirklichten Tantrischen Yogi aufs Engste verbunden.

Die historische Figur des Padmasambhava – übersetzt „ der Lotusgeborene" - wird auf das 8. Jahrhundert datiert. Zur Zeit der ersten Ausbreitungswelle des Buddhismus in Richtung Himalajaländer lässt der tibetische König Trisong Detsen das erste buddhistische Kloster Samye (wörtlich = „das über alle gedankliche Vorstellung Hinausgehende") errichten; mit dem Ziel, dem - im Sinn der klassisch indischen Tradition gemeinten „Sangha" (= Mönchsorden) - eine Ausgangsbasis in Tibet zu schaffen.

Der Bau dieser Klosteranlagen stößt auf gewaltige Hindernisse.
„Lokale Dämonen" reißen das tagsüber errichtete Bauwerk nachts immer wieder ein und vernichten jeden Baufortschritt. Den mächtigen Geistwesen des Landes kommt der Mönchsorden nicht bei. Hier sieht sich der König gezwungen, den Yogi Padmasambhava um Hilfe zu ersuchen.

Dieser unterwirft die lokalen Geistwesen, zwingt sie unter Eid von nun an als Schützer der Lehren zu wirken – und Samye kann fertig gebaut werden.[1]

Padmasambhava bedeutet „der Lotusgeborene", Guru Rinpoche bedeutet höchster und wertvollster Lehrer. Weder Hagiographie noch Historie berichten etwas über die Eltern oder familiäre Herkunft des Padmasambhava. Er soll im Land Ögyen in einer Lotusblume erschienen sei. Der Lotus ist ein konstantes indo - tibetisches Symbol für die absolute Reinheit, welche aus dem Sumpf erblüht.
Der Lotus wurzelt in der Tiefe des Schlamms und bringt eine perfekte, uranfänglich reine Blüte hervor. Er verbindet untrennbar Schlamm und Morast mit Reinheit und Makellosigkeit.

In diesem Symbol ist bereits eine wesentliche Dynamik der Psycho-physiologie des Inneren Tantra vorweggenommen. „Morast", „Belastung" und „Neurose" sind einerseits der Wurzelboden und die Grundlage, aus der spontan und ganz natürlich Klarheit, Reinheit und Schönheit erwachsen können. Verzerrung und Pathologie beinhalten von Anfang an Perfektion und Blüte. Die Symptomatik trägt die Salutogenese in sich.

Buddhismus

Es gibt eigentlich „den Buddhismus" nicht. Buddhismus ist genauso wie Hinduismus ein westlich geprägter, historisch bedingter Sammelname für die unterschiedlichsten Traditionen. Buddhismus kann in so genannte Fahrzeuge unterteilt werden, wobei man von Hinayana (kleines Fahrzeug), Mahayana (großes Fahrzeug) und Vajrayana (Diamantfahrzeug) sprechen kann.

---

[1] Dieses archetypische Motiv des „Teufels", der ein Bauwerk über Nacht einreißt, das während des Tages errichtet worden war, findet sich auch in mancher Sage des europäischen Raumes. Der Dämon wird dann durch einen Fremden mit außergewöhnlichen Mitteln überlistet bzw. besiegt.

Hinayana wird typischerweise in den indischen bzw. südostasiatischen Regionen praktiziert und stützt sich auf das Prinzip der „Entsagung" – nach einer anderen Betrachtungsweise auch Sutra genannt. Die Mönchs – und Nonnenorden entsprechen dem typischen Hinayana – Bild.

Mahayana, ebenfalls in den indischen, chinesischen und japanischen – Buddhistischen Traditionen gepflegt, verfolgt in erster Linie das Ideal der tätigen Nächstenliebe. Dieses Fahrzeug wird oft auch als Bodhisattva – Fahrzeug bezeichnet. Wobei der zentrale Gedanke des so genannten Bodhisattva – Gelübde, darin besteht, so lange immer wieder in den Kreislauf der Wiedergeburten einzutreten, bis auch das letzte Wesen befreit ist.

Die Yogische Tradition - Ngak'phang Sangha

Vajrayana (tib.: rdorje thegpa; ,Diamantfahrzeug') ist typisch für die Länder des Himalajaraumes und wird daher – oft fälschlicherweise – auch als „Tibetischer Buddhismus" bezeichnet. Das übliche Bild des Tibetischen Buddhismus stellt sich in den Medien als monastisch (Mönchs – und Klostertradition) dar. Relativ wenig wird über die yogische Seite des Vajrayana berichtet, obwohl gerade herausragende Persönlichkeiten - wie z.B. Tibets großer Heiliger Milarepa(tib.: rje btsun mi la ras pa)[9,10] (ca. 1040 bis 1120) oder sein Lehrer Marpa 'Lotsawa'(tib.: mar pa lo tsa ba) [27] (1010 bis 1100) - keine Mönche sonder Yogis waren. In den Figuren des Marpa und Milarepa werden wesentliche Aspekte der yogisch - tantrischen Tradierung ersichtlich.

Marpa Lotsawa, Marpa „der Übersetzer", lebte als Großgrundbesitzer und verheirateter Familienvater. Er übertrug wesentliche Werke der indischen tantrischen Literatur ins Tibetische. In seiner Biographie [27] finden sich keine konstanten äußeren Zeichen von ritueller Praxis oder irgendein Hinweis auf eine Ordenszugehörigkeit als Mönch. Marpa war Bauer und lebte als Yogi.

Auf seinen Lehrer Naropa [11] geht eines der berühmtesten Übungssysteme des Vajrayana zurück. Die sechs Yogas des Naropa (tib.: na ro chos drug, Naro Chö Druk) beinhalten unter anderem Belehrungen über den Yoga der inneren Hitze (tib.: gtum mo, Tummo) und über die Praxis der Übertragung des Bewusstseins im Augenblick des Todes (tib.: 'po ba, Powa).[2]

Milarepa wird als „Tibets großer Yogi"[9,10] und nicht als „Tibets großer Mönch" bezeichnet. Auf ihn geht ein umfangreicher Schatz an spirituellen Belehrungen und tibetischer Lyrik zurück.[3]

Besonders in der ersten Ausbreitung des Buddhismus in Tibet spricht man von einer roten bzw. weißen Sangha. Der Name Nyingmapa (die ‚Alten', ‚die alte Tradition bezeichnet') ist bis dato geläufig und steht für die Schulen des Vajrayana, welche aus der Ersten Verbreitung (auch oft als ‚alte Übersetzung' bezeichnet) stammen. Spätere Schule (‚neue Übersetzung' – Tib. Sarma) sind unter anderem Gelugpa, Kagyud und Sakya. Die rote Sangha sind die Mönche und Nonnen, da diese bis zum heutigen Tag typisch (wein)rote Roben tragen und dazu das Haupthaar klassisch geschoren haben.

Die weiße Sangha (gö kar chang lo'i dé) ist die Gemeinschaft der Yogis und Yoginis. Gö kar chang lo'i dé bedeutet „weißer Rock, das Haar hängt herab wie die Äste eines Weidenbaumes". Typisch für die Yogis und Yoginis sind die weißen Roben und das Haupthaar, das als Ausdruck für die Verbundenheit mit Allem und Jedem (Tantra siehe p.4) ungeschnitten getragen wird.

Die tibetische „Version" von Yogis und Yoginis wird Naljorma (weibl.) und Naljorpa (männl.) bzw. Ngakma (weibl.) und Ngakpa (männl.) genannt. Alle diese gemeinsam bilden die weiße Sangha (gö kar chang lo'i dé). Die weiße Sangha, die

---

[2] Beide yogischen Praktiken sind in Unkenntnis und Übermaß im westlichen Tibetbild als Meta-Klischees vertreten.

[3] Ob seines zurückgezogenen Lebensstils und außerordentlichen Fähigkeiten wird er im Westen (sogar in Comics[30]) als Prototyp des „in der Höhle sitzenden Yogis" behandelt.

yogische Gemeinschaft, wird auch als Ngak'phang Sangha bezeichnet. Das Wort Naljor bezieht sich auf „Yoga" (genaueres siehe p.16); „Ngak" bedeutet übersetzt „Mantra" und deutet auf die Mantrische Hauptpraxis dieser Gruppe hin.

Mit Hilfe des Tantrischen Yogis konnte also Samye fertig gebaut werden. Zum weiterführenden Verständnis muss noch darauf hingewiesen werden, dass Padmasambhava nicht nur als singuläre historische Figur in der Tradition des Vajrayana gesehen wird. Zum einen wird Guru Rinpoche als der zweite Buddha bzw. als der Tantrische Buddha gesehen, auf den sich viele Prophezeiungen des historischen Buddha Gautama Siddharta Shakyamuni beziehen; zum anderen spricht man von einer geistigen Dimension, welche als das „Padmasambhava – Prinzip" bezeichnet wird[26]. Padmasambhava hat nicht nur als einzelne historische Figur über eine bestimmte Lebenszeit hinweg gewirkt, sondern ist in der Form verwirklichter Yogis über etliche hundert Jahre erschienen.

Dieses Padmasambhava – Prinzip hat zur Ausbreitung des Vajrayana – des Tantrischen Buddhismus – in den Himalajaländern geführt.

Tantra bedeutet – wie erwähnt – „Verbindung, Verflochtensein, Faden, Netz" etc. Sowohl in den Hinduistischen Traditionen als auch in den Buddhistischen Traditionen gibt es Tantrische Überlieferungen. Eines ihrer zentralen Motive ist Transformation. Das Symbol des Lotus kann als Transformation gesehen werden. Die Disziplinen des Yoga verwenden primär körperliche Vorgänge wie Positionen, Atmung oder Stimme etc., um davon ausgehend psycho-physiologische und mentale Energie zu transformieren. Eine der stärksten emotionalen Energien ist die sexuelle Anziehungskraft. Die diesen komplexen Emotionen zugrunde liegende reine Energie ist **d e r** transformative Motor für die tantrische Praxis.[4] Die spontane unbeschränkte Vereinigung von männlichen und weiblichen Aspekten ist der natürliche Zustand.

Aus diesem Grund kann Tantra nur eingeschränkt in der entsagenden Zurückziehung einer zölibatären Mönchs –oder Nonnensituation praktiziert werden. Tantra ist vielmehr unumgänglich mit einer - im Wortsinn - weltoffenen Lebensweise, typischerweise in einer Paarbeziehung, verbunden.[5]

Finden wir in den klösterlichen Strukturen des Hinayana und Mahayana sehr viele Formalismen wie Rituale, Zeremonien oder eine bestimmte durch detaillierte Gelübde geregelte Lebensweise, so zeigen sich die Wege des Inneren Tantra als weitgehend frei von äußeren Vorgaben und Reglements. Die Praxis des Inneren Tantra und hier vor allem des Dzogchen (tib.: rDzogs chen = große Vollendung)

---

[4] Relativ wenige tantrische Systeme verwenden sexuellen Yoga als authentische Hauptpraxis. Es geht im Tantra viel mehr darum, die Welt mit ihren Phänomenen und unsere Wahrnehmung davon als „fortwährendes, natürliches und spontanes gegenseitiges Umschließen und Durchdringen" zu erleben.

Dies kann an dieser Stelle lediglich als vage Andeutung verstanden werden, da die authentischen Belehrungen des Inneren Tantra stets ausschließlich in einer direkten Lama / Schüler - Situation gegeben werden.

[5] Wobei – und darauf sei expressis verbis hingewiesen – die Information über sexuelle tantrische Praktiken zum Großteil überbordenden westlichen New Age Fantasien entspringen.

ist kaum an Äußerlichkeiten zu erkennen, da die vollkommene spontane Verbindung und natürliche Integration mit allem was ist praktiziert wird.

Würde man einen Hinayana – Mönch an seinen Roben, seinem kahl geschorenen Kopf und seiner unbedingten Beziehung zu seinem Orden eindeutig erkennen, so wäre der Dzogchen – Yogi nicht von den am Feld arbeitenden Bauern, denen er bei der Ernte hilft zu unterscheiden.

Lebt die Nonne einer sutrischen Ordensgemeinschaft nach mehreren hunderten Gelübden, so gibt es für die Dzogchen – Yogini nur ein inneres Gelübde - und das ist Achtsamkeit und ein äußeres Gelübde – und das ist Freundlichkeit und Güte.

Entstehung der Tibetischen Medizin als multifaktorielle Matrix

Ende des achten Jahrhunderts lädt König Trisong Detsen Samye zu einer großen medizinischen Konferenz in Samye. Dazu sind Ärzte der ursprünglichen tibetischen Tradition (Bön), buddhistische Ärzte, Ayurveda Mediziner, chinesische Ärzte, kleinasiatische (besonders die Vertreter der Unani[6] Tradition) sowie weitere zentralasiatische Medizintraditionen geladen.

Diese Konferenz wird heute als Geburtsstunde der Tibetischen Medizin genannt. Aus der Synopsis dieser Zusammenkunft werden die Grundlehren der Gyüd-shi, der Medizin-Tantras von Yuthog Yonten Gonpo, extrahiert.
Yuthog Yonten Gonpo gilt als die herausragende Persönlichkeit in der Definitionsphase der Tibetischen Medizin. Er - genauso wie sein berühmter Nachfahre im 11. Jahrhundert gleichen Namens - werden stets mit den Attributen des gö kar chang lo'i dé abgebildet. Sie sind mit weißen Roben und langem Haar dargestellt. Dies weist sie als tantrische Yogis aus.

Die Texte und Belehrungen, welche als Ergebnis der Samye Konferenz entstanden sind wurden jedoch von Padmasambhava versiegelt und versteckt, um erst im

---

[6] ‚Unani' im arabisch – persischen Sprachgebrauch abgeleitet von ‚Ionia' =Griechisch. Siehe dazu: http://en.wikipedia.org/wiki/Unani

11. Jahrhundert von Yuthog Yonten Gonpo als Terma (tib.: gTérma = wiederentdeckte Schatzbelehrungen) [29] enthüllt zu werden.

Immer wieder tritt uns das magisch - mystische Element in der Entwicklungsphase der Tibetischen Medizin entgegen. Das ‚Verbergen und Versiegeln‘, das Aufbewahren der Belehrungen für eine spätere Generation, welche davon besser profitieren könnte, und schließlich das Wiederentdecken zu einem passenden Zeitpunkt, weisen auf die unbedingte Verbindung dieser Medizin mit den Qualitäten von Ort und Zeit hin.

Die Tibetische Medizin ist, wie bereits mehrfach erwähnt, aufs Engste mit der Spiritualität des Tantrischen Buddhismus verbunden.
In der Entstehungs- – bzw. Definitionsphase dieses Systems gibt es mehrere Ereignisse oder Persönlichkeiten welche auf einen Paradigmenwechsel hinweisen. Wobei das Wort Paradigmenwechsel (Thomas Kuhn[15]) eher durch den Begriff der interdisziplinären Matrix (Jörn Rüsen[1,22,23]) ersetzt werden sollte.

Symbolische Aspekte, welche auf eine solche Ereignisperiode [13] hinweisen sind die Person des Padmasambhava - aus dem Lotus geboren. Padmasambhava wurde der Überlieferung nach von Lehrern aller damals bekannten Traditionen unterrichtet.

Padmasambhavas Herkunft – das Land Ögyen – Ögyen ist eine in vielen Texten immer wieder auftauchende teils mystische teils reale Region, die nicht genau kartographisch umschrieben wird. In etwa entspricht Ögyen den Regionen Nordpakistan, Afghanistan, die südöstlichen Gebiete der ehemaligen zentralasiatischen Sowjetrepubliken, Westtibet, Ostafghanistan und Südwestchina. Diese Region ist weder besonders entlegen, noch genauer geographisch definiert. Als einziges Charakteristikum in Bezug auf die antike Epoche kann bemerkt werden, dass sich in Ögyen sämtliche Routen der Seidenstrasse gekreuzt haben.
Diese Region war also in alle Gegenden der damals bekannten Welt offen.

Die erwähnte medizinische Konferenz in Samye („jenseits aller gedanklichen Vorstellung") mit der Einladung an alle damals bekannten Medizintraditionen bezeichnet ein Ereignis der offenen Begegnung und Lernbereitschaft.

Aus dieser, mit kreativem Potential geschwängerten raum-zeitlichen Matrix, entwickelt sich die Medizin der Inneren Tantras – die Grundlage dessen, was wir heute als Tibetische Medizin bezeichnen.

Die zentrale Diskussion Atman vs. Anatman

Der mittelasiatische Raum war von jeher die Entstehungsplattform für geistige und religiöse Strömungen, die im Laufe der Geschichte zu globaler Bedeutung gelangt sind.

Fragt man nach den eigentlichen Unterscheidungsmerkmalen zwischen großen Traditionen, wie etwa Buddhismus bzw. Hinduismus, so gelangt man sehr schnell in die Diskussion der Prinzipien von Atman und Anatman.

Atman

Während die Vedische Tradition das vor allem in den Upanishaden grundgelegte Atman – Prinzip als ihr Herzstück ansieht, war die zentrale Lehre des Buddha Anatman.

Atman (oder Atma, urspr.: Lebenshauch, Atem) bezeichnet das individuelle Selbst, die unzerstörbare, ewige Essenz des Geistes. Atman wird oft mit „Seele" übersetzt, viel besser jedoch mit „individuellem Selbst" beschrieben. Atman meint den eigentlichen unveränderlichen Wesenskern, welcher mit der göttlichen Weltseele, Brahman, identisch ist. Belehrungen großer hinduistischer Gurus und Heiliger kondensieren sich mitunter in dem Satz „I am that"(Sri Nisargadatta Maharaj). [18]

Das in den Upanishaden (Chandogya Upanishad) [19, 21] formulierte ‚Tat Tvam Asi'
wird oft mit "Das bist du" übersetzt und ist eine der großen Verkündigungen der
Vedischen Tradition. Die Formulierung ‚Tat tvam Asi' bezieht sich darauf,
dass das eigene Selbst, in seinem reinen und ursprünglichen Zustand mit der
"Ultimativen Realität", dem Urgrund und Schöpfer aller Phänomene identisch ist.
Diese Erkenntnis zeigt den Weg zu Befreiung und mystischen Vereinigung.

Nach Auffassung der Advaita- Vedanta Philosophie ist Atman in seinem
Wesenskern identisch mit dem kosmischen Selbst, Brahman („Weltseele").
Dieses „reine Bewusstsein" ist demnach das wahre Selbst des Menschen, das bei
allen Wahrnehmungen, Gedanken und Gefühlen unverändert bleibt. Atman und
Brahman werden im Advaita- Vedanta als ein einziges Prinzip betrachtet. Atman
wird als identisch mit der Weltseele und letztlich frei von allen Attributen gesehen.
[31]

In den Upanishaden werden die Weltenseele Brahman und das individuelle Selbst,
Atman, als Wesenseinheit begriffen, die das wahre Wesen der Welt repräsentiert.
Dieses Eine werde im Kosmos als Brahman, im Einzelnen als Atman erkennbar.
Als Ziel des Lebens gilt es hier, die Einheit von Atman und Brahman zu erkennen.
Atman sei ständig existent und nie von der kosmischen Kraft, dem Brahman,
getrennt, es verändere sich nicht. [19]

Ziel der Praxis dieser Traditionen ist die Verbindung mit der großen Weltseele
Brahman, dem Schöpfungsprinzip, dem göttlichen Prinzip. Bilder wie das
„Aufgehen des Tautropfens im Ozean", „das Heimkehren zu Gott", „das Höhere
Selbst", aber auch die individuelle persönliche Wiedergeburt und das damit
verbundene Konzept von Karma als Ursache und Wirkung stehen mit dem
spirituellen Konzept von Atman in Verbindung.

Vedische Traditionen sehen Karma als eine universelle Tendenz, zu Harmonie und Einheit, aber auch als Speicher von nicht ausgelebter Energie, von unerfüllten, nicht verstandenen Wünschen und Ängsten. Dieser Speicher werde ständig durch neue Wünsche und Ängste wieder angefüllt.

Gott hilft, indem er den Menschen mit den Konsequenzen seiner Taten konfrontiert, und verlangt, dass das Gleichgewicht wieder hergestellt werde. Karma ist das Gesetz, das für die Rechtschaffenheit arbeitet; es ist die heilende Hand Gottes.

Verstehe die Ursache an der Wurzel deiner Ängste - Entfremdung von dir selbst und von deinen Wünschen - die Sehnsucht nach dem Selbst, und dein Karma wird sich auflösen wie ein Traum. Zwischen Himmel und Erde geht das Leben weiter. Nichts verändert sich, nur physische Körper treten in Erscheinung und vergehen wieder.
(Sri Nisargadatta Maharaj)
[18]

Anatman

Dem gegenüber tritt die Buddhistische Sicht – insbesondere deutlich in den Inneren Tantras – des Anatman.

Anatman wird als Nicht – Ichhaftigkeit, als bedingte Existenz [24], als Spiel der Elemente bezeichnet. Die menschliche Existenz aus der Perspektive des Anatman ist Ausdruck eines fortwährenden sich gegenseitigen Spiegelns von äußeren und inneren Elementen, die in den psycho-physiologischen Lehren des Inneren Tantra als die fünf Elemente Erde, Wasser, Feuer, Luft und Raum gesehen werden.

Abhängig von der jeweiligen Konstellation, dem jeweiligen Spiel dieser Elemente entsteht in der momentanen Lebenssituation unsere Persönlichkeit, die auf Grund bestimmter Gewohnheitsmuster das eine oder andere Element mehr oder weniger betonen kann.

Die zentrale Problematik in der Psycho-physiologie des Inneren Tantra besteht darin, dass es unsere ureigenste Gewohnheit ist, Beweise für die Existenz unseres konstanten Ich zu suchen. Wir tun dies gewohnheitsmäßig dadurch, indem wir uns auf Eigenschaften in unsere Wahrnehmung auf die, den fünf Elementen zu geordneten Grundbegriffe:

- solid(Erde),

- dauerhaft(Wasser),

- abgetrennt(Feuer),

- fortlaufend(Luft) und

- definiert(Raum) beziehen.

Hingegen distanzieren wir uns von Aspekten unserer Wahrnehmung, die mit den Begriffen fragil/hohl, endlich/vergänglich, ungetrennt/verschwommen, zum Stillstand kommend/anhaltend und undefiniert beschrieben werden können.

Die erwähnten beispielhaften Begriffsreihen von „solid, dauerhaft, etc." bzw. „fragil, vergänglich, etc." entsprechen den buddhistischen Grundgedanken von Form und Leerheit. Wiewohl ganze Bibliotheken mit Form- und Leerheitsdisputen gefüllt worden sind, bleibt jede philosophische oder intellektuelle Beschreibung – außerhalb der unmittelbaren Praxiserfahrung - dieses Begriffspaars insuffizient.

Vereinfacht ausgedrückt ist Form jede Art von begreifbaren Sinneseindrücken und fassbarem Geistesinhalt, die uns scheinbar verlässliche Bezugspunkte im Sinne unserer inneren und äußeren Wahrnehmung liefern können.
Bezugspunkte (od. Referenzpunkte) sind hier vor allem so gemeint, dass sie eine dualistische Sichtweise von Subjekt und Objekt unterstützen (siehe p.21).

Leerheit hingegen ist „alles andere". Leerheit ist das Unbegreifbare und Unfassbare, das unsere Referenzpunkte und unsere Beziehung dazu auflöst. Darüber hinaus steht „Leerheit" für das unvoreingenommene, unbeschränkt offene, spontan mögliche und im Wortsinn absolut kreative Potential für das Entstehen jeglicher Art von Form(siehe p.20; rang – stong).

.

Leerheit ist Form - Form ist Leerheit

Im Herz-Sutra [20](tib.: sNying mDo oder shes rab snying po'i mdo), einem der bekanntesten Stücke der buddhistischen Literatur steht die Essenz der buddhistischen Sichtweise niedergeschrieben: *"Form ist nicht verschieden von Leerheit, Leerheit ist nicht verschieden von Form."*

D a s menschliche Grundproblem

Der menschliche Versuch, Form und Leerheit zu trennen, bzw. Form (im Sinne von soliden, permanenten, unterschiedlichen, fortlaufenden und definierten Phänomenen) zu bevorzugen und die damit untrennbar verbundene Leerheit (im Sinne von auflösend, vergänglich, nicht unterscheidbar, stillstehend, undefiniert) zu negieren, ist d a s menschliche Grundproblem in allen Fahrzeugen des Buddhismus.

Wir 'erfinden' und manipulieren unsere Wahrnehmung entsprechend unserer Gewohnheitsmuster. Dadurch verliert sie ihre unmittelbare Direktheit. Wir sehen alles entsprechend der von uns selbst festgelegten Kategorien, die ihrerseits wieder Ausdruck unseres elementaren Musters sind. Wir erschaffen Versionen einer Welt um uns, ganz im Sinne unserer ‚gestylten' Wahrnehmungen und treten dazu in Resonanz.
Wahrnehmung und Resonanz vermitteln uns das Gefühl von persönlicher Realität und geben uns die Sicherheit von verlässlichen Referenzpunkten. Daraus entsteht eine zunehmende Verzerrung unserer Reaktionen, Interaktionen und Beziehungen, die sich mehr und mehr im Sinne der Dysbalancen unserer elementaren Muster zeigen.[17]

Um unsere Erfahrungen wieder genau zu dem werden zu lassen, was sie sind, müssen wir damit aufhören, wie besessen in den Phänomenen unserer Wahrnehmung nach möglichen Referenzpunkten zu suchen. Anscheinend haben wir einen zwanghaften Automatismus, jede unserer Wahrnehmungen sofort in eine ‚Schublade' unserer Erfahrung zu verstauen und sie danach zu kategorisieren. Wir sehen alles in Bezug auf etwas anderes, von dem wir glauben, dass wir es verstanden haben. [17]

Der natürliche Zustand eines Individuums ist durch die unmittelbare frische Präsenz der Wahrnehmung gekennzeichnet. Alles andere fällt unter ‚Hirngespinst' und Illusion, unter kreisende, perseverierende Gedanken und elementare Muster. Gefangen in einem Netz aus Konzepten versuchen wir in dieser Falle den überzeugenden Beweis für die Existenz unseres Selbst zu finden.

Die Drei Geistesgifte

Attraktion - Aversion - Indifferenz

Die grundlegenden Emotionen (im Wortsinn), wie wir unsere Wahrnehmung manipulieren, sind

- ‚Attraktion'(Anziehung, Reiz, Zugkraft),

- ‚Aversion' (Abneigung, Widerwillen) und

- ‚Indifferenz' (Abgestumpftheit, Gleichgültigkeit, Desinteresse).

In den klassischen Texten wird Attraktion üblicherweise als ‚Lust', ‚Verlangen', ‚Gier', ‚Leidenschaft' bezeichnet, Aversion als ‚Hass', ‚Zorn', ‚Aggression', für ‚Indifferenz' findet man meist den Ausdruck ‚Ignoranz', oder ‚Dummheit'.
In Thangkas - besonders bekannt ‚das Rad des Lebens' (tib.: sridpa'i khorlo) wird

Aggression als Hahn, Aversion als Schlange und Indifferenz als Schwein dargestellt. Die drei Tiere verfolgen einander im Kreis.

Die Begriffstrinität, Attraktion – Aversion – Indifferenz, wird in der klassischen Tibetischen Medizin bzw. in den traditionellen Buddhistischen Lehren als die „Drei Geistesgifte" bezeichnet. Es ist für das Verständnis der drei Gifte unbedingt nötig, diese nicht als „Sünden gegen irgendwelche Gebote" zu begreifen, sondern sie als aktive Gewohnheitsmuster zu verstehen. Diese Gewohnheitsmuster kommen zum Tragen, wenn Menschen in ihrem Bezugspunkt – Gefüge herausgefordert (untergraben, attackiert, vereinnahmt, unterbrochen, „offen gelassen", etc.) werden.

- Attraktion beinhaltet das gesamte Spektrum - angefangen vom zartesten, subtilsten Interesse bis zur blindwütigen Gier und der Bereitschaft für das Erreichen eines Zieles über Leichen zu gehen.
- Aversion beinhaltet die ganze Skala vom leichtesten Gefühl einer Irritation oder kaum merkbaren Unbehagen bis zum wahnsinnig rasenden Massenmord und atomaren Holocaust.
- Indifferenz meint 'ganz bewusst nichts davon wissen wollen', 'absichtliche Dummheit'.

Alle drei dualistischen Tendenzen sind aktive Muster.

Im Falle einer Symptomatik oder Pathologie zeigen die drei dualistischen Tendenzen drei typische Coping-Strategien: Fantasieren - Blockieren - Verdrängen .

Attraktion verwendet ‚Fantasieren' als Coping:

Das Symptom, der emotionale Schmerz, die Pathologie etc... werden in einen Referenzpunkt - in eine ‚Quelle der Sicherheit' - verwandelt, ausgeschmückt und ins Lebensskript eingebaut. Identifikation mit der Krankheit entsteht. „Es tut mir was weh - ich bin". „Ich spüre Schmerz - ich lebe!" Ich spüre mich!"

Aversion verwendet ' Blockieren' als Coping:

Erstarren, Härte zeigen, vorgeben die Schmerzen nicht zu fühlen. Jede emotionelle Reaktion wird abgeschaltet und unterdrückt. Oft führt dieses Abblocken jedoch mit der Zeit zu einem Gefühl der Unsicherheit - und Fantasieren entsteht dann wieder als Ausweichstrategie. (Hahn, Schlange und Schwein jagen einander im Rad des Lebens).

Indifferenz hat die Strategie des ‚Wegblendens':

Vergessen und Verdrängen wird im Trinken oder Drogengebrauch, in der Ablenkung oder Reizüberflutung gesucht. Symptome, Schmerz, Pathologie werden nihiliert.

Besonders ‚Fantasieren' und ‚Blockieren' führen einerseits zu einem Gefühl der Sicherheit, die aber jederzeit unterminiert und in Frage gestellt werden kann. Dadurch kippen diese Coping- Strategien ganz leicht in die jeweils anderen Muster. Es entsteht der Kreislauf von ‚Hahn, Schwein und Schlange'.

Drei Geistesgifte – Fünf Elemente – Drei Grundfunktionen

Die drei dualistischen Tendenzen stehen als grundlegende Begriffe in Bezug zu den fünf Elementen.

- Attraktion, Fantasieren, Besessenheit beziehen sich auf das Feuerelement.
- Aversion, Erstarrtheit, Zorn beziehen sich auf das Wasserelement.
- Indifferenz, Verdrängen, Depression sind mit dem Raumelement verbunden.

Die Strategie des Erdelements besteht darin, das Erstarren des Wasserelements zu konsolidieren und zu territorialisieren, festzuschreiben und konkret einzugrenzen. Es ist stolz darauf, es geschafft zu haben die eigenen Emotionen erstarrt und eingefroren zu haben. Es verwandelt Schwäche und Verletzlichkeit in eine harte, spröde Stärke.

Die Strategie des Luftelements besteht darin zu antizipieren und wegen eines Schmerzes, der möglicherweise kommen könnte, paranoid zu werden. Das Luftelement erweitert die Fantasien des Feuerelements und extrapoliert sie in die Zukunft. Es entwirft ein hoch komplexes Bild der Symptomatik in der Zukunft - ironischerweise beim Versuch den Schmerz zu vermeiden.

Repression(Unterdrückung), Expression(Ausagieren) und Dissipation (Zerstreuung) sind - entsprechend den drei dualistischen Tendenzen - Wege, um mit emotionaler Energie umzugehen.

- *Repression* (unterdrücken, runter schlucken)

  - verbunden mit dem Wasserelement / Aversion

- *Expression* (ausagieren)

  - verbunden mit dem Feuerelement / Aggression.

- *Dissipation* (umleiten, verschleiern)

  - verbunden mit dem Raumelement / Indifferenz.

In diesem Sinne kann dem Erdelement Kontrollverhalten oder auch ganz bewusstes ‚Totschweigen' zugewiesen werden, während das Luftelement für Fluchttendenz, Hysterie oder auch verwirrte Abgehobenheit steht.

Die fünf erwähnten dualistischen Tendenzen sind a k t i v e Gewohnheitsmuster. Wir manipulieren im Sinne der drei Geistesgifte unsere Wahrnehmung so, dass wir daraus Referenzpunkte für die Existenz unseres eigenen Ichs erzeugen.

Die zentrale Pathologie

Die zentrale Pathologie der Tibetischen Medizin ist das Nichtbegreifen (tib.: ma-rigpa) des Anatman.

Daraus entwickeln sich der Antrieb und die Verleugnungstaktiken der drei Geistesgifte, welche ihrerseits im Sinn der fünf Elemente bzw. deren Begriffspaare solid, dauerhaft, etc. gefärbt sind. (siehe pp22 f). Die so aus der Balance geratenen fünf Elemente lassen die Symptome der drei Grundfunktionen oder Körperenergien

- Lung (tib.: rLung),

- Bäkän (tib.: badkan) und

- Tripa (tib.: mkhrispa) entstehen.

Diese sind auf einer psycho-somatischen Ebene bestimmten Körperregionen zugeordnet.

Wiewohl es in der praktischen Heilbehandlung durchaus Ähnlichkeiten zwischen dem Ayurvedischen Heilsystem und der Medizin der Inneren Tantras des Vajrayana gibt, ist es doch wichtig zu verstehen, dass der zentrale Leitgedanke der Vedischen Wissenschaft (Verbindung von Atman mit Brahman) die vorrangigste und grundlegendste Pathologie in der Tibetischen Medizin darstellt.

Yoga vs. Naljor

Sowohl die Vedischen Philosophie und Spiritualität als auch der Vajrayana beinhalten Körperübungssysteme. In diesen „Yoga-Systemen" spiegelt sich ebenfalls der Atman – Anatman – Kontrast.

Die Systeme der Tibetischen Medizin verfügen – genauso wie die Vedische Heilkunst – über ein umfangreiches Wissen über psycho-physiologische Übungssysteme, die Körperpositionen, Bewegung, Atmung und Stimme als Praxismethode nutzen.

Die körperorientierten Übungsmethoden der Vedischen medizinischen Systeme leiten sich überwiegend von den Methoden des Hatha – Yoga ab. Beispiele für die psycho-physiologischen Übungssysteme der Inneren Buddhistischen Tantras sind Trül-khor, sKu-mNyé[7] und Atri.

---

[7] Es gibt im Westen Literatur über sKu-mNyé (sprich ku-mnje; tib: sKu = Körper, subtiler Körper aber auch Dimension des körperlichen Seins; mNyé = hier als Massage übersetzt). Einige sKu-mNyé – Systeme leiten sich aus den Medizin Tantras [14, 28] ab und beschreiben mitunter symptomatische Indikationen der einzelnen Übungen.

Das Aro gTér sKu-mNyé [Ngak'chang Rinpoche und Khandro Déchen; Aro gTér sKu-mNyé; Aro books - in Druck] bezieht sich auf die Praxis des Dzogchen und zielt als psycho-physiologisches Übungssystem auf die unmittelbare Arbeit mit den fünf primären Elementarkräften (Erde, Wasser, Feuer, Luft und Raum). Dieses System hat keine übungsbezogene enge symptomatische Indikationsstellung, sondern setzt in der holistischen psycho-physiologischen Salutogenese an.

Der Sanskrit-Ausdruck „Yoga" [8,19] leitet sich von der Silbe „yug" (verbinden, zusammenbinden, vereinigen) ab. Das tibetische Wort Naljor[17] (tib.: rnal 'byor) ist eine – für die tibetische Sprache übliche - Komprimierung der beiden Worte „nalwa" (der natürliche Zustand) und „jorpa" (verweilen oder sich befindend). Naljor bedeutet daher „im natürlichen Zustand verweilen".

Ein System, welches Verbindung (yug) betont, impliziert damit eine grundlegende Art der primären Trennung bzw. eine Sichtweise aus zwei Perspektiven, wenn nicht sogar eine grundsätzliche dualistische Problematik, über die eine monistische Lösung angestrebt werden kann. [8]

Der Terminus Naljor impliziert das systemisch offene Grundkonzept des Praxiswegs der Inneren Buddhistischen Tantras und die eigentliche Grundlage der vom Vajrayana abgeleiteten Medizinsysteme. Das zentrale Anliegen von Naljor ist ein spontaner, freier, natürlicher und unbegrenzter Zustand[9].

Tibetische Tantrische Medizin

Die Tibetische Medizin versteht sich primär als salutogenetisches und prophylaktisches System. In erster Linie werden in den Medizin - Tantras Krankheitsursachen auf Grund des Unverständnisses von Anatman bzw. auf Grund der drei Geistesgifte oder der Dysbalance der fünf Elemente diskutiert. Die grundlegende Methode der Tibetischen Medizin besteht in der Förderung und im Ermöglichen der Erkenntnis von Anatman bzw. in Praktiken, im natürlichen Zustand („naljor") zu verweilen.

Die Übungssysteme des Atri und Trül-khor sind im Westen kaum bekannt. Sie werden üblicherweise in direkter Eins-zu-Eins Belehrungssituation übertragen.

[8] Dualismus und Monismus, genauso wie Eternalismus und Nihilismus werden in den Inneren Tantras als die vier philosophischen Extreme bezeichnet. Ausführlicheres siehe [4]

[9] in der Vajrayana Literatur speziell in den Dzogchen Belehrungen wird kaum von „Erleuchtung", wenig von „Verwirklichung", jedoch häufig vom „Natürlichen Zustand" gesprochen.[7,25]

Als sekundäre Maßnahmen ergeben sich aus den beiden genannten Grund-
methoden spirituelle, soziale und psychologische Beratung. Erst die dritte Säule
der Tibetischen Medizin beinhaltet die üblichen therapeutischen Anwendungen
wie Akupunktursysteme, Kräutermedizin und kleinere Eingriffe.

Daher ist die Tibetische Medizin nicht so sehr an der Anatomie, der Substanz, dem
Somatischen, dem Mess- und Greifbaren interessiert, sondern vielmehr an Mustern,
an Beziehungen, an Funktionen und deren Zusammenspiel. Der Organismus wird
als ein selbst organisiertes, offenes System verstanden, das mit seiner Umwelt in
einem steten Austausch von Materie und Information steht.

Das Herzstück der Tibetischen Medizin ist die Lehre der fünf Elemente Erde, Wasser,
Feuer, Luft und Raum. Das Konzept der Elemente als greifbare physikalische
Größen entspringt einer nicht zutreffenden westlichen Interpretation bzw. einem
konstant wiederkehrenden Übersetzungsfehler.[10]

---

[10] Vergleiche dazu den Terminus „wu xing" der TCM, welcher nur bedingt mit „fünf Elementen"
sondern viel treffender mit „fünf Wandlungsphasen" bzw. „fünf Dynamiken" wiedergegeben werden
kann.

Die originalen Quellen sprechen nicht von Elementen sondern von elementaren Kräften und Dynamiken und würden am besten mit Festigkeit / Schwerkraft, Flüssigkeit/ Zusammenhängigkeit, Hitze / Temperatur, Beweglichkeit / Turbulenz und Räumlichkeit / Ausgedehntheit wiedergeben. [12]

Wie der Makrokosmos, so setzt sich auch der menschliche Mikrokosmos aus diesen fünf Grundkräften zusammen. Tabelle 1

Element	Farbe	Jahreszeit	Tageszeit	Landschaft & Szenarios
Erde	Gelb	Herbst	Später Vormittag	Ein bemooster, von Pilzen überwachsener morscher Baumstamm im dunstigen Unterholz des Waldes liegend
Wasser	Weiß	Winter	Morgen-Dämmerung	Eine Winterlandschaft, schnee- und eisbedeckt mit scharfen, klaren Konturen

Feuer	Rot	Frühling	Sonnen-Untergang	Ein letztes - den ganzen Himmel erfüllende - Aufflammen der Sonne, bevor sie im Meer versinkt.
Luft	Grün	Sommer	Zwielicht	Ein Feld voll Wachstum und Sprießen, voll summender Insekten und wogender Halme
Raum	blau	alle / keine	alle / keine	alle / keine

Tabelle 1 gibt exemplarisch einige Zuordnung der fünf Elemente wieder. Die Spalte „Landschaft & Szenarios" sollte als metaphorischer Zugang zur Dynamik des jeweiligen Elements verstanden werden.

Die fünf Elemente sind für die Vitalität des Geistes und des Körpers verantwortlich. Die ganze Welt, unser Körper, aber auch Krankheiten und Heilmittel korrespondieren miteinander.

Sie werden durch die drei Körperenergien

- Lung (tib: rLung) -das bewegende Prinzip,

- Tripa (tib.: mkhrispa) - das wärmende Prinzip und

- Bäkän (tib.: badkan) - das stabilisierende und kühlende Prinzip in uns repräsentiert.

In einem gesunden Körper sind alle drei Körperprinzipien im Gleichgewicht. Die Balance und damit die Gesundheit eines Menschen sind abhängig von seinem geistigen Zustand. Auf dieser geistigen Ebene drückt sich Disharmonie in einem energetischen Ungleichgewicht aus und manifestiert sich in der Folge als Krankheit im Körper.

Die Ursache für alle Krankheiten liegt in der Unwissenheit. Sie bewirkt eine Illusion der Trennung des Individuums von seiner Umwelt. Mit der Wahrnehmung von "Ich" und "Mein" entstehen die zentralen drei Geistesgifte. Sie sind die unmittelbare Ursache für ein Ungleichgewicht der Körperenergien Lung, Tripa und Bäkän.

Unsere Gesundheit wird aber auch vom individuellen Verhalten, vor allem der Ernährung, von der Umwelt und den klimatischen Bedingungen beeinflusst. So vermehrt sich z.B. die Lung-Energie des Körpers, wenn man sich an einem kalten, trockenen und windigen Ort aufhält. Die Tripa-Energie sammelt sich an trockenen und heißen Orten, und in feuchten, schwülen und kalten Regionen oder Zeiten vermehrt sich dagegen das Bäkän-Prinzip.

Äußeres Ying – Inneres Ying - Sinnesfelder

In den Inneren Tantras spricht man von drei voneinander untrennbaren, ineinander verflochtenen (Tantra = „Faden, Flechtwerk, etc…") Dimensionen des Seins: dem äußeren und inneren Ying, sowie den diese beiden Dimensionen durchdringenden Sinnesfeldern.

Die äußere Matrix(eigentliche ‚Feld' tib.: dbyings) oder das äußere Ying ist

unsere Umgebung mit ihren Phänomenen, Sensationen und Sinneseindrücken.

Die innere Matrix (inneres Ying) [11] ist unsere Wahrnehmung dieser Sinneseindrücke.

Das raumhafte Kontinuum, welches beiden zugrunde liegt und beide durchdringt,

ist die Dimension der Perzeption und Resonanz von Sinneseindrücken, Sinnes-

organen und Wahrnehmung.

Diese Dimension wird als „Sinnesfelder" bezeichnet.

Aus diesem raumhaften Kontinuum entfalten sich spontan fünf Dimensionen

primärer elementarer Energien. Diese fünf Elementarkräfte bilden das Potential

und die Grundlage jeglicher äußerer und innerer Phänomene, Sensationen und

Wahrnehmungen. Diese Felder sind Festigkeit oder Erde, Flüssigkeit oder Wasser,

Hitze oder Feuer, Beweglichkeit oder Luft und Leerheit/Potential oder Raum ohne

Inhalt.

Das offene, unvoreingenommene, spontane Potential, welches sowohl von innerem,

wie auch von äußerem Ying vollkommen ungetrennt ist, wird oft als ‚Leerheit'

beschrieben; Leerheit - ungetrennt von den Phänomenen der inneren und äußeren

Welt.

Der viel verwendete Ausdruck „Leerheit" (tib.: stong-pa) wird genauer mit

„permanente Strukturen auflösend" oder „alles zunichte machen, was die Offenheit

des Ganzen oder des Seins einschränken oder behindern könnte"[12] übersetzt.

Durch das Auflösen permanenter Struktur eröffnet sich die Möglichkeit des

„Erstrahlens des Raumes/ der Raumhaftigkeit/der Dimension" (tib: gsal-stong) und

das spontane, unvoreingenommene, von der Raumhaftigkeit ungetrennte Entstehen

der Phänomene (tib.: rang-stong). „Leerheit" bzw. „Raumhaftigkeit" implizieren

---

[11] Verflechtungen von äußeren und inneren Matrices werden – in unterschiedlichen, meist systemischen Kontexten – in der psychologischen Literatur häufig beschrieben. Ein Beispiel ist das von Jürgen Kriz[16] entwickelte pragmatische Modell des ‚Zentral-nervösen Informations-Prozessors', welcher seinen Input aus äußeren und inneren Lang- bzw. Kurzzeitspeichern und entsprechenden Mustern erhält.

das damit verbundene, spontan unbeschränkte Potential für die Entstehung aller Phänomene.

Durch die Missinterpretation der Leerheit (bzw. durch das überwältigende Erleben der Raumhaftigkeit des eigenen Seins) als reine Bedrohung und Auflösung der individuellen Existenz (bzw. als ‚Auflösung von allem') entstehen typische Coping-Strategien in Form der fünf elementaren Dynamiken. Diese Fehlkonzepte bilden d i e grundlegend fortlaufende pathologische Dynamik in der Psycho-Physiologie der Inneren Tantras.

Der primäre Sinn und Zweck der Lehren des Inneren Tantra ist Verwandlung / Umwandlung. Es geht nicht darum „Probleme los zu werden", sondern um die Transformation und Befreiung der diesen Problemen innewohnenden verwirklichten, natürlichen Energien.

Wir sind vibrierende farbenprächtige freie Energien, die völlig real sind. Das erleuchtete Wesen, das du tatsächlich bist und immer gewesen bist, dies ist 'das Reale', nicht die Ansammlung von Neurosen, Ängsten und Gewohnheiten, an die wir so gewöhnt sind. Das Muster und der individuelle Charakter unseres psycho-physiologischen und emotionalen Grundgerüsts symbolisierend in der einen oder anderen Weise unser erleuchtetes Wesen. Diese Symbole zeigen sich in Form von einem oder mehreren elementaren Felder: Erde, Wasser, Feuer, Luft und Raum.[5]

Unser individueller Persönlichkeitsausdruck leitet sich aus diesen Elementen ab. Daher bieten sowohl unsere Persönlichkeit mit ihren spezifischen Wahrnehmungsmustern, als auch unsere Lebenssituation mit ihrem speziellen elementaren Grundtenor den Schlüssel dazu, unseren ureigensten, verwirklichten Zustand zu entdecken.

Jeder Geisteszustand, wie verzweifelt, bedroht oder stressig er auch immer sein mag, ist dynamisch mit einem Aspekt der immanenten Freiheit des nicht-dualen Spiels unserer freien

Elemente verbunden.   Der natürliche Zustand des menschlichen Geistes ist frei und offen. Diese Freiheit gilt es zu entdecken.   Diese Freiheit kann nicht ,geschaffen' werden.[5]

Es gibt in den Inneren Tantras kein Konzept, für das man sich selbst künstlich neu erschaffen müsste, um einer ,spirituell gesünderen' und ,philosophisch höherwertigen Perspektive' oder einem ,angesagten therapeutischen Zielbild' zu entsprechen. Nur durch direkte, unmittelbare, unvoreingenommene Erfahrung können wir beginnen, unsere Umwelt anders wahrzunehmen. Philosophische Spekulationen und intellektuelle Vermutungen, die nicht auf tatsächlichen Erfahrungen beruhen, bleiben genauso Abstraktionen, wie positivistische Formulierungen oder naiver Idealismus. [12]

Die (Medizin)Praxis der Inneren Tantras fußt auf der Erfahrung aus der Meditation als einem essentiellen Mittel, diese Sicht zu verwirklichen. Durch die Entwicklung in der Meditationspraxis ist es - in diesem Kontext – möglich, die Mechanismen der eigenen Wahrnehmung zu erleben und durchschaubar werden zu lassen.

„Sobald wir die Muster und den Stil unserer Wahrnehmung durchschauen, erkennen wir ob das, was wir sehen, tatsächlich tief und echt empfunden oder intellektuell fabriziert ist. Können wir erst einmal sehen, wie wir selbst funktionieren, werden für uns auch andere Menschen in ihren elementaren Mustern zunehmend transparent. Dies könnte mitfühlende Reaktionen uneingeschränkt ermöglichen. Indem wir uns selbst heilen, könnten wir Klarheit und Einsicht entwickeln, die essentielle Voraussetzungen dafür sind, die Heilung anderer zu begünstigen." [17]

---

[12] In der - nach wie vor wuchernden - "www" = wunderbaren Welt der Wochenendworkshops wird das Thema „Tibet" seit langem als ein beliebtes Herzstück triefender New Age Phantasmen gehandelt. Siehe dazu Martin Brauen[2].

Die Tantrischen Medizinsysteme gehen davon aus, dass es allen Menschen an psychologischer Gesundheit und Freiheit mangelt. Die grundlegende Prämisse für angehende Mediziner in diesem System besteht darin, den Umstand zu akzeptieren, selbst erkrankt zu sein. Die Beziehung zwischen Therapeut und Patient wird wesentlich von der Tatsache bestimmt, dass tibetische Ärzte sich selbst als jemand betrachten, der über spezifisches Wissen verfügt, anderen Menschen, welche an ernsteren und äußerlich manifestierten Varianten ihrer eigenen Krankheit leiden, zu helfen. Die Grunderkrankung in der Pathologie der Tibetischen Medizin ist die Krankheit des Dualismus.

Die Inneren Tantras schlagen zwei Arten des Dualismus vor. Die Sicht des materialistischen Dualismus geht davon aus, dass Subjekt und Objekt (also das erlebende „Ich" und die erlebte Umgebung, die Welt der Phänomene) inhärent von einander getrennt sind. Der perzeptive Dualismus basiert auf dem Konzept, dass Leerheit und Form voneinander trennbar seien.

Dualität ist die, vom Verstand konstruierte Trennung von Leerheit und Form, die fortlaufend aus Leerheit aufsteigt und sich wieder in Leerheit auflöst. Wenn wir versuchen die untrennbar miteinander verbundenen - und sich gegenseitig bedingenden - Begriffe von Leerheit und Form zu polarisieren, wenn wir Leerheit ablehnen und Form bevorzugen, oder vice versa, dann befinden wir uns in der Dualität.

Jegliche unpassende und ‚un-natürliche' Reaktion auf die innewohnende raumhafte Weite, auf die überwältigende Fülle an Möglichkeiten, auf das unauslotbare Potential unseres Seins lässt völlig dysfunktionale und inadäquate Reaktionsmuster entstehen, die charakteristischerweise unseren zur Genüge bekannten ‚menschlichen Vorlieben und Verhaltensmustern' entsprechen.

Wenn wir diese Raumhaftigkeit unseres Seins also als bloße Leerheit und Fehlen jeglicher Referenzpunkte erleben bzw. diese Raumhaftigkeit und Leerheit als „Ende des individuellen Ichs" missverstehen, dann lässt unser, durch langjährige Gewohnheit geprägter Geist, spontan entsprechende Reaktionsmuster entstehen, die allesamt darauf ausgerichtet sind, dem Geist sofort wieder fassbare Bezugspunkte - als Bestätigung für die Form-Eigenschaften des eigenen Ichs -anzubieten.

Diese fünffachen Muster der verzerrten Erfahrung entsprechen dem Charakter der Elemente Erde, Wasser, Feuer, Luft und Raum, so wie sie sich durch unsere emotionalen / psychologischen Energien manifestieren. Diese unpassenden Verhaltensmuster sind allesamt Konzepte, Entwürfe und Szenarios, die wir selbst für uns entworfen und zu rettenden Gewohnheiten hochstilisiert haben, um uns ein Gefühl des Wohlbefindens und der Sicherheit zu schaffen. [5,6]

Die verzerrten Reaktionsmuster der fünf Elemente

Erde

Erde ist massiv. Erde existiert in gewaltigen Formen, als Gebirgszüge, als Täler, Ebenen, Kontinente. Erde lässt uns die eigene Bedeutungslosigkeit spüren. Erde ist überwältigend, unheimlich solid. Erdbeben vernichten die Arbeit von Jahren in Sekunden. Wenn sich die Erde bewegt verschwindet jedes Gefühl von Sicherheit.[5]

Die primäre Fehlreaktion des verzerrten *Erdelements* auf die innewohnende Raumhaftigkeit des Seins besteht in Bedeutungs- und Substanzlosigkeit, der wir durch die Entwicklung von Festigkeit und Stärke zu entgehen versuchen. Das Bedürfnis, Wohlstand und Macht zur Schau zu stellen, erwächst aus unserem tief sitzenden Gefühl von Armut und Wertlosigkeit.
Um dieses Hohlsein zu kompensieren, erschaffen wir Imperien, wir horten

Reichtümer und häufen scheinbar überzeugende Definitionen unseres Selbst an – in Form von Status, Eigentum, Kontrolle, Ruhm, Verehrung und Vorherrschaft. Konkretisierung, Festlegen und Hartnäckigkeit nähren die Rigidität dieses Bezugsrahmens – Territorialität und Arroganz führen uns immer tiefer in unsoziales zwischenmenschliches Verhalten hinein.

Wasser

Die Brandung bricht sich an der Hafenmauer und lässt glitzernde Gischt entstehen; die Wogen donnern und rollen an die Klippen, der Gebirgsfluss reißt mit seiner ungezähmt wilden Strömung alles mit sich. Wasser kann die Qualitäten von unkontrollierbarer Wut zeigen, Wasser kann sieden und kochen in einer geothermalen Quelle. Wasser ist in der Gischt, im Sturzbach, im Nieselregen... [5]

Die Fehlreaktion des verzerrten *Wasserelements* auf die inhärente Raumhaftigkeit des Seins ist Angst. Diese versuchen wir durch Aggression zu überspielen; Aggression, in der wir uns berechtigt fühlen, handgreiflich zu werden.

Rechtfertigung nährt unseren Ärger und Groll. Wir sehen die Welt als Kampfgebiet. Dies führt dazu, dass wir den ‚emotionalen Overkill' als effektives Mittel betrachten, um unsere Angst in Schach zu halten. Wenn wir uns selbst machtlos fühlen, fühlen wir uns notwendigerweise gezwungen, physisch, intellektuell und emotional aufzurüsten. Wir erleben die ‚Kampfkraft' anderer Menschen als derart übergroß, weil wir sie mit der gefürchteten Raumhaftigkeit identifizieren. Rasch kommen wir dahinter, dass Angriff die beste Verteidigung ist. Aber wenn wir uns auf natürliche Weise ermächtigt und zuversichtlich fühlen, können wir es uns leisten, freundlich und tolerant zu sein.

Feuer

Feuer ist die leidenschaftliche Lebenskraft, die ihre eigene Umwelt zerstört. Feuer verschlingt alles, mit dem es in Kontakt kommt. Feuer ist sinnliche Energie. Wir sprechen von einem zündenden Funken, der überspringt, von flammender Leidenschaft,

vom brennenden Verlangen. Die love-songs der Popmusik sind voll von Feuerreferenzen-
„setting the night on fire", „ring of fire". Aber genauso kann sich Leidenschaft abkühlen
und Gefühle können erlöschen. [5]

Ein Gefühl von Isolation und Trennung steigt als primäre Fehlreaktion
des verzerrten *Feuerelements* auf die inhärente Raumhaftigkeit des Seins auf.
Das vermeiden wir durch Konsumzwang. Wir halten uns an der behaglichen
Nähe von Menschen, Orten, Dingen und Ideen fest. Wir erleben unsere Welt als
eine emotionale Wüste. Wir versuchen unsere Einsamkeit zu verdrängen, indem wir
nach ‚Vereinigung' mit jedem x-beliebigen Focus unserer flüchtigen Aufmerksamkeit
haschen.

Auf gewisse Weise ist dieses Muster dem Reaktionsstil des verzerrten Erdelements
ähnlich; aber während das verzerrte Erdelement im Prozess des Sammelns und
Überwachens das Gefühl der Leere und Substanzlosigkeit entdeckt, findet das
verzerrte Feuerelement im Prozess des Konsumierens die Leere der Isolation und
Trennung. Im Stil des Erdelements folgt aus der empfundenen Substanzlosigkeit
sofort das Bedürfnis, uns weiter zu verfestigen; wir müssen gewaltigere Schutzwälle
und Bastionen der persönlichen Realität kontrollieren.

Im Stil des Feuerelements wird unserer Isolation - so schnell wie nur irgendwie
möglich - mit einer unkritischen Vereinigung mit immer neuen fesselnden
Interessensmittelpunkten für unsere verführerische Nähe verdrängt.

Luft

Die Luft schweift in alle Richtungen, berührt alles, erkundet jede Oberfläche, jeden Winkel,
jede Biegung. Luft sucht immerzu, aber findet nie. Der Wind muss weiterwehen immer
rastlos auf der Suche. Luft kann eine sanfte warme Brise im Frühling sein oder ein gewaltig
zerstörerischer Hurrikan, der eine Spur der Verwüstung hinterlässt. [5]

Mit abgrundtiefer Furcht reagiert das verzerrte *Luftelement* auf die inhärente Raumhaftigkeit des Seins. Die Strategie, die wir daraufhin entwickeln, verwickelt uns mehr und mehr in ein sich selbst speisendes Perpetuum mobile des Misstrauens. Wir befürchten, dass komplexe geheime Mächte im Spiel sind - geboren aus dem unheimlichen Unbekannten; Mächte, die beabsichtigen, uns auf subtile und verborgene Weise zu unterminieren.

Jegliche Empfindung von Stabilität geht verloren. Unheimliche Bedrohung von allen Seiten – alle stehen unter Verdacht. Wir verspannen uns, werden aufgeregt und hyperaktiv, während wir unsere Konzentration ständig kreisen lassen müssen. Wir müssen alles überwachen. Nie wissen wir, in welchem Moment wir ausgetrickst oder hinterhältig betrogen werden, falls wir in unserer Wachsamkeit nachlassen. Unsere Gefühle reichen von Feindseligkeit über Eifersucht und Misstrauen bis hin zu Paranoia - und letztendlich bis zur Psychose.

In gewisser Weise hat dieses Muster Ähnlichkeit mit der Reaktion des verzerrten Wasserelements, aber während wir dort einen direkten, deutlichen und offensichtlichen Angriff befürchten, verursacht der Stil des Luftelements das Auftauchen von Furcht in Form von Unsicherheit und Nervosität, da wir nicht wissen wie, wann, woher oder durch wen sich der befürchtete Angriff ereignen wird. Anstatt aufgrund 'offensichtlicher' aber missverstandener Bedrohungen wie das Wasserelement auszurasten, verwickelt sich das Luftelement in hoch angespannte Spekulationen.

Die Verteidigungsmechanismen des Wasser-Stils sind ziemlich direkt und brutal – vergleichbar mit Kampfjets oder Schlachtkreuzern. Aber die Verteidigungs-mechanismen des Luft-Stils sind wesentlich komplizierter, verwickelt und indirekt; es gibt absolut kein Vertrauen in irgendetwas oder irgendwen. Das Luftelement verwickelt sich in endlose Doppel- und Gegenkontrollen, besessen von grotesken Analyseprozeduren möglicher geheimer Verschwörungen gegen uns.

Raum erinnert uns wegen seiner unendlichen Weite an den Tod. Wir können uns in der Raumdimension dauerhaft verlieren. Raum kann uns leer und blank erscheinen; nichts gibt es dort, nichts passiert und es gibt nicht einmal jemanden, der wahrnimmt, dass nichts passiert. Ein vollkommener Schrecken erfasst uns bei der Idee, dass absolut nichts und niemand da sind.[5]

Die verzerrte Reaktion des *Raumelements* ist das Fundamentalste aller Reaktionsmuster. Die Raum-Fehlreaktion liegt den anderen vier Reaktionsmustern zugrunde. Dies ist das ursprüngliche Missverständnis, das die anderen vier Reaktionsmuster entstehen lässt und in welches sie anschließend kollabieren. Bei diesem fundamentalen verzerrten Muster werden wir schlicht und einfach von der bloßen Weite des Raumes überwältigt. Indem uns das Raumelement an den eigenen Tod erinnert, spüren wir „die Auflösung des Ichs", „das Ende von Allem" besonders deutlich.

Der Ausweg, den das Raumelement entwickelt besteht darin, überhaupt keinen Ausweg zu entwickeln. Wir werden handlungsunfähig und depressiv. Wir schneiden uns von der äußeren Welt ab und werden introvertiert, eingeschlossen in uns selbst – wir stellen uns blind, taub, stumm, gefühllos und dumpf für Erfahrungen – wir suchen Schutz in Vergessen, Vergessen werden und Vergessenheit.

Dysbalance der Elemente und ihre befreiten Qualitäten

Die meisten 'gesunden' Menschen tragen ein typisches Muster der fünf Elemente in sich. Mitunter zeigen sich elementare Unausgewogenheiten in destruktiven Gewohnheiten oder pathologischen Tendenzen, aber auch in Qualitäten, Talenten und Fähigkeiten. Große Element-Unausgewogenheiten können durch entsprechend triggernde Lebensumstände derart angeheizt werden, dass manche Menschen dann als emotional unausgeglichen erscheinen, bzw. eine ‚eindeutige' psycho-physiologische Störung entwickeln.

Aber welches Ungleichgewicht sich auch immer darstellt:

die Essenz der tantrischen Psychologie besagt, dass verzerrte oder neurotische Element-Reaktionen auf die Raumhaftigkeit und Leerheit immer direkt, spontan und dynamisch mit der vollen Weite des natürlichen menschlichen Potentials verbunden sind.

Die Territorialität der verzerrten Erdelement-Neurose kann in *bezugslose Wertschätzung* und *raumhafte Großzügigkeit* verwandelt werden.

Die Aggression der verzerrten Wasserelement-Neurose kann in *Klarheit* und *Einsicht* verwandelt werden.

Die Besessenheit der verzerrten Feuerelement-Neurose kann in *leidenschaftliches aktives Mitgefühl* verwandelt werden.

Die Paranoia des verzerrten Luftelements kann in *offenes Vertrauen* und *sich selbst erfüllende Aktivität* verwandelt werden.

Die absichtlich herbeigeführte Depression der verzerrten Raumelement-Reaktion kann in *allgegenwärtige Intelligenz* und *durchdringendes Gewahrsein* verwandelt werden.

Tabelle 2

Element	Primäre Fehlreaktion	Neurotisches Coping	Befreite Qualität
Erde	Bedeutungslosigkeit Hohlheit Verarmung	Territorialität Kultivierung von Solidität und Macht	Wertschätzung, Großzügigkeit, Harmonisierung

Wasser	Angst (vor bestimmter Bedrohung), Machtlosigkeit, ausgeliefert sein	Aggressivität, Handgreiflichkeit Rücksichtslosigkeit	Klarheit, ‚spiegelgleiche' Weisheit
Feuer	Isolation, Einsamkeit, Bedürftigkeit	Besessenheit, Konsumzwang	Situationsangepasste Mitgefühlsaktivität, offene Kommunikation
Luft	Bodenlose Furcht, Verletzlichkeit	Paranoia Exzessive Analyse Verfolgungswahn	Zielführende, alles vollendende Aktivität
Raum	Überwältigt sein	Unfähigkeit, Depression	Allumfassende Intelligenz

Tabelle 2 gibt - schlaglichtartig - einen kurzen Überblick über primäre Fehlreaktionen im Sinne der fünf Elemente auf die Raumhaftigkeit und Leerheit des eigenen Seins, auf die daraus erwachsenden neurotischen Coping-Strategien und über die befreiten Qualitäten der Elemente.

Jenseits des konventionellen Therapieverständnisses

Dieses Modell von verzerrten Wahrnehmungen und emotionalen Gewohnheitsmustern ermöglicht uns, einen neuen Zugang zur Psycho-Physiologie unserer Persönlichkeit und zu unserem befreiten Potential zu finden. Die Sichtweise der Psychophysiologie der Inneren Tantras eröffnet eine klare Perspektive auf die den freudvollen und schmerzhaften Aspekten unserer Emotionen zugrunde liegenden weiten, offenen, vibrierenden Energien. Diese Sicht unserer Emotionen als 'Reflektionen' der befreiten Energiefelder bringt uns in direkten Kontakt mit unseren emotionalen Energien.

Die Methoden der Inneren Tantras lassen konventionell therapeutische Prozeduren von Ausagieren, Unterdrücken und Ablenkung redundant erscheinen. Die Inneren Tantras sind eine psycho-physiologische Methode, die jenseits des konventionellen Therapieverständnisses liegt.

Wenn wir zum Beispiel die Wut näher betrachten, können wir viele Eigenschaften der Klarheit sehen, als verzerrte, jedoch wahrnehmbare Spiegelungen. Wut ist hyper-intelligent; oft erkennen wir im Zustand der Wut eine höhere Kapazität von Intelligenz und Erinnerung. Sarkasmus wird mit Schnelligkeit und ungewohnter Genauigkeit ausgeteilt – wir wissen einfach, wo die emotionalen Nerven bei anderen bloßliegen und stoßen zu mit der chirurgischen Schärfe unseres Hasses.

Ausagieren, Unterdrückung und Ablenkung stehen mit den drei dualistischen Tendenzen Attraktion, Aversion und Indifferenz in Verbindung (die drei Geistesgifte siehe p.14). Wir scannen permanent unseren Wahrnehmungshorizont nach Bezugspunkten. Von allem, was uns das Gefühl gibt, solide, dauerhaft, abgetrennt, kontinuierlich und definiert zu sein, fühlen wir uns angezogen und sind allem gegenüber abgeneigt, was dieses Gefühl untergraben könnte. Passt etwas nicht in unsere vorgefaßten Schubladen, reagieren wir mit Indifferenz.

Das Problem des Ausagierens

Im Rahmen der aktuell üblichen psychotherapeutischen Ansätze kommt dem Ausagieren von Emotionen – namentlich der Wut – große Bedeutung zu. Die unbestreitbar gesunden Effekte, welche durch in Bewegung geratene Emotionen ausgelöst werden, sollten jedoch im Zusammenhang mit diesem Artikel um eine weitere Perspektive bereichert werden. Aus tantrischer Sicht führt der Ausdruck von Wut dazu, dass die verzerrten Reflexionen intensiviert werden und die Distanz zur befreiten Energie der Emotion vergrößert wird.

Wird der Ausdruck der Wut als Erleichterung erlebt, so kann das dazu führen, dass der Klient dahin gehend konditioniert wird, immer leichter wütende Reaktionen zu zeigen und zu einem wütenden Menschen zu werden.

Zwar werden die Auswirkungen der Unterdrückung durch den Ausdruck der Wut gemildert, jedoch müssen die entsprechenden Nebeneffekte des Ausagierens - im Sinn einer zunehmenden Konditionierung - in Kauf genommen werden.

Ablenkung ist in Bezug auf etwaige Nebenwirkungen die am wenigsten schädliche Aktivität, gleichzeitig ist es die Methode, mit der am wenigsten wahrscheinlich die Wurzel des Problems erfasst wird. Solange man nicht in der Lage ist, die Wurzel des Problems direkt zu sehen, wird eine Emotion immer wieder auftauchen, wenn Lebensumstände eines der fünf verzerrten Reaktionsmuster triggern.

Meditationspraxis

Die grundlegende Basis aller Meditationsmethoden wird im Vajrayana als Shi-né bezeichnet. Wörtlich übersetzt bedeutet Shi-né „sich nicht verwickeln lassen". Der Slogan „Loslassen" und „Seinlassen" charakterisiert diese formlose Meditationsart. Shi-né ist die Grundlage für die „Vier Naljors" (naljor = im natürlichen Zustand verweilen) – einem essentiell wichtigen Meditationsweg im Dzogchen.

Die Methode im Sinne des Loslassens und Seinlassens besteht weder im Beobachten, noch Bewerten, weder im Wahrnehmen noch im achtsamen Umgang mit dem Inhalt des eigenen Geistes (tib.: nam – thog = Zeug, das sich im Geist bewegt, Gedanken, etc.). Im Laufe der Praxis der vier Naljors wird man dazu in die Lage versetzt, „in das Gesicht der aufsteigenden Emotionen zu starren". Das bedeutet, die psycho-physiologische Energie der Emotion jenseits jedes konzeptuellen Gerüsts zuzulassen und „wortlos" (ohne sofort eine Geschichte im Sinne der drei Geistesgifte daraus zu machen) anzustarren.

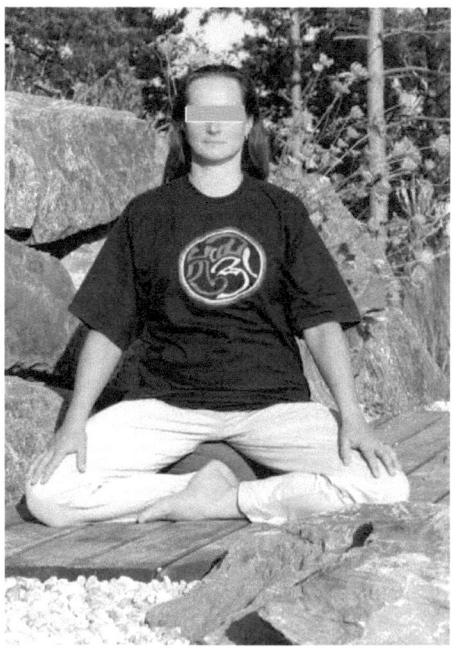

Abb.: stille Sitzmeditation

Diese Meditationsform wird „den Horizont der konventionellen Realität sprengen" genannt (tib.: trek-chod). Die Energie der Emotion wird als physische Empfindung zugelassen Der Meditierende wird zur Emotion und hört auf, Beobachter zu sein. Jede empfundene Trennung zwischen „Erfahrung" und „Erfahrendem" löst sich auf. Durch dieses „Starren" befreit sich die verzerrte Emotion spontan selbst.

Für diese Meditationsmethode müssen die Praktizierenden in der Lage sein, in der Dimension der eigenen Erfahrung zu verweilen ohne dass der aktuelle Inhalt des Geistes sofort wieder als Bezugspunkt herangezogen wird. Der menschliche Geist wird dadurch frei von jeglicher konzeptueller Aktivität, vollkommen präsent und nähert sich seinem natürlichen Zustand. Ausführlichere Beschreibungen der Meditationsmethoden der vier Naljors und des trek-chods siehe unter [4] und [5].

Die Praxis des Ausgleichs der fünf Elemente

Die Balance und der Ausgleich der fünf Elemente ist eine der primären Ansätze sämtlicher Tibetischer Medizinsysteme. Im Aro gTér (dem System der Inneren

Tantras, in dem der Autor ordiniert ist) finden sich zwei praktikable Methoden, das Gleichgewicht der fünf Elemente zu beurteilen. Beide Methoden können leicht erlernt werden und sind reproduzierbar anzuwenden.

Das Hören der Pulse

Aus den charakteristischen Geräuscheigenschaften des Blutflusses durch die A. brachialis können Elementeigenschaften beurteilt werden.

Die Methode ist dem bekannten Blutdruckmessen ähnlich. Die Blutdruckmanschette wird jedoch nur so weit aufgepumpt bis im Stethoskop das Geräusch der Blutfluss-turbulenzen am besten hörbar wird.
Die Position des Stethoskops liegt dementsprechend optimalerweise direkt über der Arterie. Das Hören der Pulse wird immer an beiden oberen Extremitäten durch-geführt, wobei eine Seite dem zunehmendem, die Gegenseite dem abnehmendem Element entspricht.

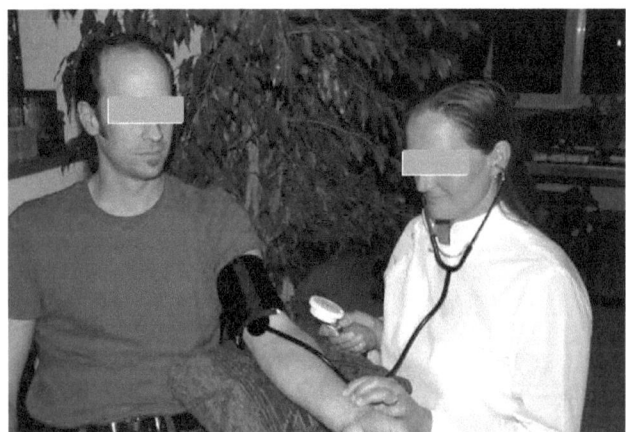

Abb.: Pulsdiagnose durch Hören der Geräuschqualitäten

Entsprechend der feinstofflichen Anatomie der Energiekanäle im Inneren Tantra ergeben sich bei Männern und Frauen unterschiedliche Interpretationsansätze.
Das feinstoffliche Energiebahnensystem wird vereinfacht in eine lunare und solare Seite geteilt. Die solaren Energiekanäle entsprechen der „weiblichen Seite"; die lunaren Kanäle der „männlichen Seite".[13]

---

[13] Die Symbolik von Sonne und Mond unterscheidet sich grundsätzlich von der gewohnten europäischen, antiken Sichtweise. Die Sonne wird als „weiblich" betrachtet, da sie das ursprüngliche Licht und die Quelle

Im Körper eines Mannes liegen die lunaren männlichen Kanäle rechts, die solaren weiblichen Kanäle links. Eine Frau hat die solaren weiblichen Kanäle rechts und die lunaren männlichen Kanäle links. [14]

Auf der lunaren männlichen Seite (in manchen Systemen auch als aktive Seite bezeichnet) wird der Puls des gesteigerten Elements gehört. Auf der solaren weiblichen Seite (in manchen Systemen auch als passive Seite bezeichnet) wird der Puls des verminderten Elements gehört.

Aus den beiden typischen elementaren Geräuschsignaturen der Brachialis – Pulse kann unter Berücksichtigung von Geschlecht und Seite die Elementdiagnose erhoben werden.

Element	Puls / Geräuschqualität
Erde	solid, satt, dicht, voll
Wasser	von tief nach hoch ansteigend
Feuer	von tief nach hoch spitz ansteigend und sofort wieder steil abfallend
Luft	von hoch nach tief abfallend
Raum	hohl, leer, schwindend

Auf Basis der gefundenen Geräuschqualitäten der Brachialis – Pulse werden Ratschläge für Diät und Lebensführung gegeben, um eine Balance der Elemente herbei zu führen (siehe Tabelle 3).

---

allen Lebens ist. Der Mond reflektiert das weibliche Licht. Tantrische Belehrungen über die Beziehung von Mann und Frau beinhalten in ihrem Titel häufig die Phrase „der Spiegel von Sonne und Mond" (tib: nyi da melong. Siehe dazu „Entering the Heart of Sun and Moon" von Ngakpa Chögyam und Khandro Dechen, Aro Books, in Druck.)

[14] Die Strukturen des energetischen Systems im Vajrayana werden als Tsa, Lung und Thig-lé bezeichnet, wobei Tsa die Leitbahnen, Lung die diese durchfließende Energie und Thig – le die Essenz der Elemente beschreibt. Eine ausführlichere Darstellung würde den Rahmen dieser Arbeit bei weitem sprengen.

Diese Methode wurde ursprünglich mit zwei aneinander geschlagenen Steinen ausgeführt. Heute greift man – aus verständlichen Gründen – auf eine konventionelle Stimmgabel zurück. Die schwingende Stimmgabel wird am Scheitelpunkt des Kopfes angesetzt und der Patient wird nach der Richtung, aus der er den Ton der Stimmgabel hört, gefragt.

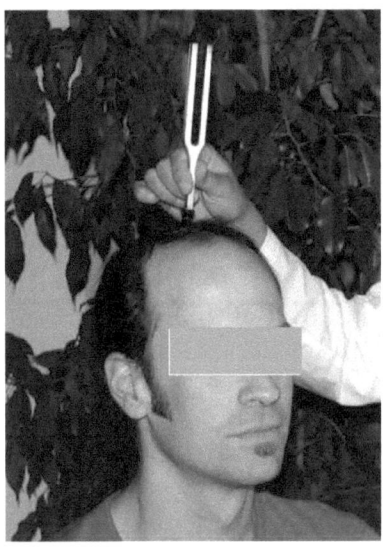

Abb.:   Anlage der Stimmgabel für die Diagnose der 5 Elemente nach der Stein-Echo Methode

Im Sinn einer „geographischen" Orientierung können die fünf Elemente den Haupthimmelsrichtungen zugewiesen werden.

Nasal / Norden / Luft

Links/Westen / Feuer   Scheitel/ Mitte / Raum   **Rechts**/Osten / Wasser

Occipital / Süden / Erde

Je nachdem aus welcher Richtung der Patient den Klang der Stimmgabel angibt (Element) und ob er den Klang subjektiv innerhalb (vermindert) oder außerhalb (übersteigert) des Kopfes wahrnimmt, wird die Diagnose gestellt.

Darüber hinaus verwendet das Stein- Echo - System noch weitere sekundäre Ansatzpunkte für die Stimmgabel.

Beide Methoden der Element – Diagnostik können im Sinn einer prophylaktischen Beurteilung verwendet werden.

Tabelle 3 Auszugsweise Diät- bzw. Lifestyle-Empfehlungen im Sinne der Element-Balancierung

	Übersteigert		Vermindert	
	Vermeiden	Bevorzugen	Vermeiden	Bevorzugen
Erde	Fett, Öle, Zucker, rotes Fleisch, Raubfische, Butter	heißes Wasser vor allen Mahlzeiten trinken Salate, grüne Gemüse, Streng vegetarische Kost	Alkohol, zu viel Gemüse, Reis, Tomaten	Kartoffel, rotes Fleisch, Wurzelgemüse
	Herum sitzen, lange Abende, lange schlafen	Früh aufstehen, körperliche Betätigung	Sex, Fantasien, Intellektuelle Spekulationen,	regelmäßig leichte körperliche Tätigkeit
Wasser	Fisch, kaltes Wasser, Soja, Alkohol	Wurzelgemüse, Kartoffel, rotes Fleisch, Getreide	Alkohol	Fisch, einheimische Früchte, Ziegenmilch & - Joghurt, Mineralwasser
	Zuviel Schlaf, Untätigkeit	Schweißtreibende Übungen in frischer Luft und Sonne	Abgestandene Luft in Räumen	Frischluft, Durchatmen
Feuer	Fett, Öle, Zucker, rotes Fleisch, Raubfische, Butter, tropische Früchte & Gewürze, Kaffee	Weißer Fisch, einheimische Fruchtsäfte, Ziegenmilch & - Joghurt, Kräutertee	Salat, Rohkost, kaltes Essen, Reis, Soja, kaltes Wasser, weißer Fisch, vegetarische Kost	Fleisch!!!(Büffel, Yak, Ziege, Wild, etc.) & Gewürze, gereifter Käse
				Sex & Sport

Luft	Alkohol, Soja, Fisch, kaltes Wasser, Reis, Salate, Milchprodukte	Fleisch & Fisch, Hartkäse, Buchweizen	Fett, Öle, Zucker, rotes Fleisch, Raubfische, Butter	Salate, Mineralwasser, Gemüse, Tomaten, Reis, Früchte
	Spekulation, ,künstliche Gemütserregung'	Frischluft, regelmäßiger leichter Sport, Sex	Herum sitzen, lange Abende, lange schlafen	Früh aufstehen bzw. schlafen gehen
Raum	Fisch, kaltes Wasser, Alkohol	Kartoffel, rotes Fleisch, Wurzelgemüse	Fette, Öl, rotes Fleisch, Nüsse, Wurzeln	Salat, Mineralwasser, Früchte, Reis
	Spekulationen, Bewegungsmangel	Sex & Sport	Lange Nächte, sitzen und reden	Früh aufstehen & schlafen gehen, Sport

Die Tibetische Medizin versteht sich in erster Linie als ganzheitliche Heilkunst, die sowohl psycho-physiologische, wie auch psycho-dynamische oder psycho-somatische Aspekte genauso integriert, wie spirituelle Ansätze und auf Symptome ausgerichtete Eingriffe und Rezepturen. Die prinzipiellen Ansätze der mittelbaren oder ‚entfernten Krankheitsursachen' werden im Kontext des Vajrayana gesehen.

Die Unwissenheit über die Nichtexistenz eines Ichs, ist die wichtigste Ursache aller Krankheiten (siehe Dualismus).

Daher steht an erster Stelle in den Hierarchien der Behandlungen auch spirituelle Beratung und Unterweisung, dann Beratung und Empfehlung in Hinblick auf die Lebensführung, Diät und eventuelle Übungssysteme.

Neben der kurz vorgestellten Praxis der formlosen Meditation (Shi-né) wird im medizinischen Vajrayana - Kontext die Methode der Yidam Praxis verwendet. Vereinfacht ausgedrückt verwirklicht der Praktizierende (sei es nun Mediziner oder Patient) in seiner Meditation einen bestimmten Buddha-Aspekt, der mit Heilung zu tun hat.

Yidam ist - besonders in der Praxis des Inneren Tantra - keine ‚Gottheit', sondern eine M e t h o d e aus Licht (Visualisation) und Klang(Mantra). Der Praktizierende findet in der Meditation seinen Geist als ungetrennt von den Qualitäten des Yidam. Dadurch kann auf einer grobstofflich ‚manifesten' Ebene der entsprechende Aspekt (hier: Heilung) tatsächlich realisiert werden. Die Praxis eines Yidam wird durch Übertragung und persönliche Ermächtigung weitergegeben. [3]

Die folgenden Text-Passagen sind vereinfachte Übersetzungen von Texten, in denen Yidams über sich selbst sprechen:

…..in meiner rechten Hand halte ich das Mantra- Horn, das fähig ist, Gift zu erkennen, das alle Erkrankungen befriedet, kontrolliert und zerstört – und das jede Form von Wohlergehen bereichert. Ich bin umgeben von den Kräutern und Mineralien der medizinischen Künste und von den Tieren und Vögeln des Heilens. Mein Dreizack ist geschmückt von fünf Flaggen in den fünf Farben, die meine Fähigkeit ausdrücken, jegliche Manifestation von verzerrter Energie zu transformieren. Die geheime Natur meines Dreizacks ist Ögyen Men-lha, Medizinbuddha, meine geheime innere Methodennatur. …

… ich bin der raumhaft tiefblaue Ögyen Men-lha. Mein Körper erstrahlt in der immensen Brillanz des Himmels über hohen Bergketten. Das überwältigende tiefe Blau der Himmelsdimension ist die reine Weite, in der alle Krankheiten und Seuchen verschwinden. Kein Virus rachsüchtiger Schmähungen kann die raumhafte Höhe des Himmels – strahlend in reinem Licht – infizieren…

…die Dissonanz meines kreischenden Schreis bannt alle Dämonen von Krankheit und geistiger Störung. Mein durchdringender Blick strahlt in blutwütigem Zorn und verbrennt die Seuche des Dualismus.
Unter meinem starrenden Blick gefriert jegliche Ursache von Leiden, Gebrechen und Krankheiten, sodass alle Wesen freundlich, glücklich und frei sein können…

Das faszinierende und extrem umfangreiche Lehrgebäude der Tibetischen Medizin hat sich stets durch seine universelle Offenheit anderen Methoden gegenüber sowie durch seine äußerst enge Verbindung zum Vajrayana verstanden.
Authentische Praxis der Tibetischen Medizin- Methodik ist ohne entsprechende spirituelle Praxis undenkbar.

Dennoch muss absolut anerkennend festgehalten werden, dass es gerade der Tibetischen Medizin gelungen ist, Originalrezepturen ihrer Heilmittel einem breiten westlichen Publikum zugänglich zu machen (siehe Padma 28; www.padma.ch).

Wie alle authentischen traditionellen und kulturspezifischen Medizin-Systeme muss auch die Tibetische Medizin als symbolisch verstanden werden - symbolisch in Bezug auf einen vollständig in sich geschlossenen Kontext. Vor dem Hintergrund dieser Perspektive ist es absolut sinnlos, nach „der Wahrheit" oder „dem richtigen System" zu suchen.

Wie beispielhaft im Artikel erwähnt, leitet die Tibetische Medizin den grundlegenden Gedanken ihres Pathologieverständnisses vom Konzept der Fehlannahme eines individuellen Selbst ab. Gleichzeitig wird der Kerngedanke der Vereinigung des individuellen Selbst mit der „Weltseele" als ein in den Upanishaden formulierter Leitsatz des Ayurvedischen Gesundheitsverständnisses betrachtet. Weder Ayurveda noch Tibetische Medizin haben absolut Recht bzw. widersprechen einander. Beide Heilkünste sind hoch effiziente Methoden zum Wohl der Patienten und gleichzeitig sind beide in ihrem speziellen „Symbolismus" zu betrachten.

Traditionelle Medizinsysteme können nur erfolgreich und authentisch in sich geschlossen praktiziert werden.

1. Blanke, H. W.; Typen und Funktionen der Historiographiegeschichtsschreibung. Eine Bilanz und ein Forschungsprogramm - Geschichtsdiskurs Band 1: Grundlagen und Methoden der Historiographiegeschichte, Frankfurt, 1993

2. Brauen M.; Traumwelt Tibet; Paul Haupt, Bern, 2000

3. Chögyam Ngakpa; Wearing the Body of Visions; Aro Books Inc., 1995

4. Chögyam Ngakpa; Dechen K.; Roaring Silence: Discovering the Mind of Dzogchen; Shambhala 2002

5. Chögyam Ngakpa; Dechen K.; Spectrum of Ecstasy: The Five Wisdom Emotions According to Vajrayana Buddhism; Shambhala, 2003

6. Chögyam Ngakpa; Kierdorf T.; Der fünffarbige Regenbogen: Energiearbeit mit der Farb- und Elementsymbolik des tibetischen Tantra; Schirmer, 2006

7. Dilgo Khyentse R.; The Hundred Verses of Advice: Tibetan Buddhist Teachings on What Matters Most, Shambhala , 2006

8. Eliade M.; Yoga – Unsterblichkeit und Freiheit; Suhrkamp 1985

9. Evans-Wentz W.Y.; Tibet's great Yogi Milarepa; Oxford University Press, 1969

10. Garma C. C. C.; The Hundred Thousand Songs of Milarepa, Kessinger Publishing, LLC, 2006

11. Guenther H.; The Life and Teachings of Nāropa. Shambhala- Verlag, Boston 1986

12. Guenther H.; Wirbelndes Licht - Texte zur holistischen Prozessphilosophie des Tibetischen Buddhismus der älteren Überlieferung, Buddhistischer Studienverlag, Berlin 2006

13. Guha, A.(Hrgb.); Central Asia: Movement of peoples and Ideas from Pre-historic to Modern, . ICCR and Vikas Publications, Delhi, 1970

14. Jingfeng C.; Tibetan Medical Thangkas of The Four Medical Tantras, Tibet People's Publishing House, 1988

15. Kuhn, T. S.; Die Struktur wissenschaftlicher Revolutionen, Suhrkamp, Frankfurt am Main 2003, Sonderausgabe

16. Kriz J.; Systemtheorie für Psychologen, Psychotherapeuten und Mediziner, UTB, Stuttgart, 1999

17. Ngak'chang Rinpoche und Khandro Déchen; persönliche Mitteilung; http://arobuddhism.org

18. Nisargadatta S. M.; Ich bin, J. Kamphausen Verlag,1998

19. Michel P.(Hrsg.); Upanishaden: Die Geheimlehre des Veda, Marixverlag (März 2006)

20. Porter B.; The Heart Sutra, Shoemaker & Hoard, 2005

21. Rump K.; Upanishaden: Band 3: Chandogya-upanishad. Übersetzung mit Erläuterungen, LIT 2007

22. Rüsen, J.; Disziplinäre Matrix, in: Jordan, Stefan (Ed.): Lexikon Geschichtswissenschaft. Hundert Grundbegriffe, Reclam, Stuttgart 2002,

23. Rüsen, J.; Historische Vernunft. Grundzüge einer Historik I: Die Grundlagen der Geschichtswissenschaft, Göttingen 1983

24. Scheel T., Das Nichtselbst. Beyerlein & Steinschulte , 2004

25. Tsogyal Y.; The Lotus-Born, The Life Story of Padmasambhava, North Atlantic Books, 2004

26. Trungpa C.; Crazy Wisdom, Shambhala , 2001

27. Trungpa C.; The Life of Marpa the Translator, Shambhala 1995

28. Tulku Tarthang; Selbstheilung durch Entspannung: Kum Nye-Körper- und Atemübungen, Selbstmassage und Meditationstechniken; O. W. Barth Bei Scherz, 2007

29. Tulku Tondup; Die verborgenen Schätze Tibets, Theseus Verlag, Berlin, 1994

30. van Dam E.; The Magic Life of Milarepa, Shambala 1991

31. Zimmer H., Campbell J. (Hrg); Philosophies of India. New York, New York: Princeton University Press, 1951

www – nur eine kleine Auswahl

www.tibetischemedizin.org
www.tibetfocus.com/medizin/medizin.html
www.padma.ch/de/tibetischemedizin
www.men-tsee-khang.org/
www.ig-tibetische-medizin.ch
www.drhobert.de/Geschichte-der-tibetischen-Med.192.0.html

Abbildungsnachweise für S. 27/28:
Erde: https://southernmostillinois.files.wordpress.com/2013/02/rim-rock-trail.jpg
Wasser: http://media-cdn.tripadvisor.com/media/photo-s/06/b1/fa/8a/ohiopyle-waterfall.jpg
Feuer: http://photos1.blogger.com/blogger/628/847/320/Flames.jpg
Luft: http://i250.photobucket.com/albums/gg254/Manolian/1.jpg
Raum: http://i.allday2.com/41/07/8b/1360490735_dvywuyk6ecqn54t.jpeg

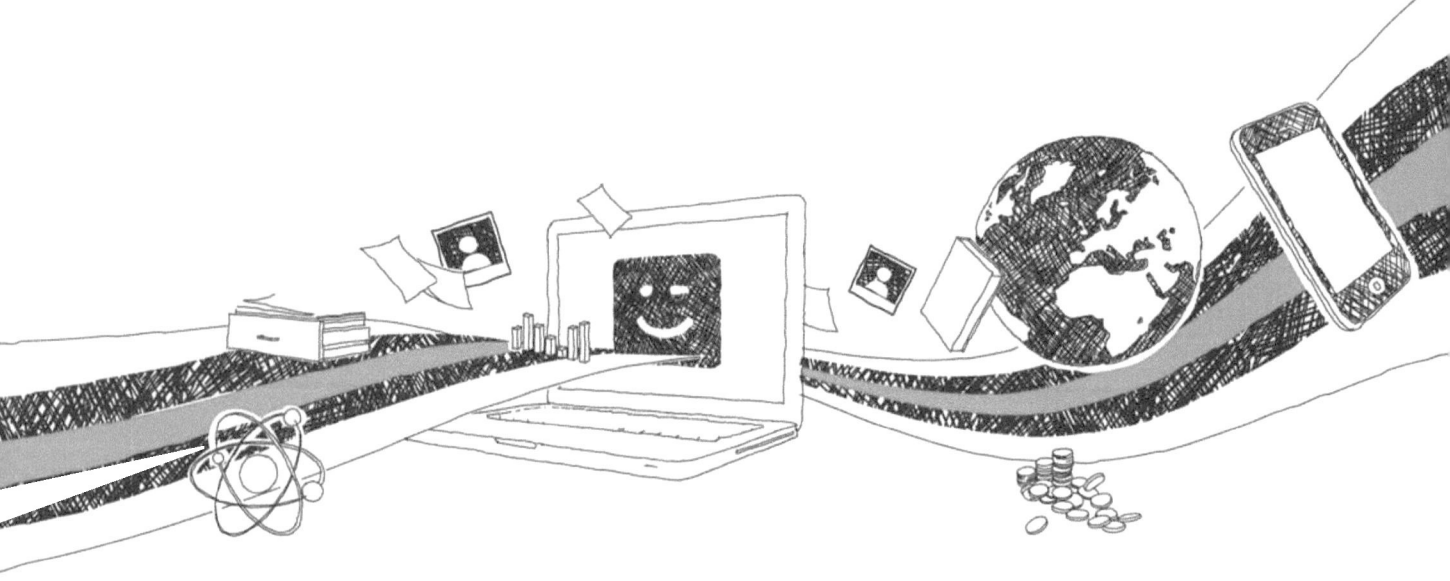
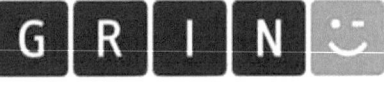